新文京開發出版股份有限公司

NEW
WCDP

新世紀‧新視野‧新文京 ─ 精選教科書‧考試用書‧專業參考書

New Wun Ching Developmental Publishing Co., Ltd.
New Age · New Choice · The Best Selected Educational Publications—NEW WCDP

AROMATHERAPY

芳香療法

吳奕賢　程馨慧——編著

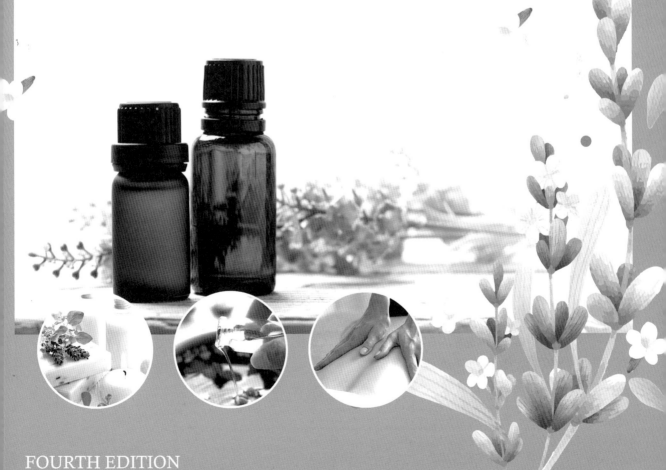

FOURTH EDITION

國家圖書館出版品預行編目資料

芳香療法／吳奕賢，程馨慧編著. —四版.— 新北市：
新文京開發出版股份有限公司，2021.07
面；　公分

ISBN　978-986-430-746-3（平裝）

1. 芳香療法　2. 香精油

418.995　　　　　　　　　　　　　110010567

芳香療法　　　　　　　　　　　　　　（書號：B375e4）

編 著 者	吳奕賢、程馨慧
出 版 者	新文京開發出版股份有限公司
地　　址	新北市中和區中山路二段 362 號 9 樓
電　　話	(02) 2244-8188（代表號）
F A X	(02) 2244-8189
郵　　撥	1958730-2
初　　版	2012 年 8 月 30 日
二　　版	2014 年 10 月 8 日
三　　版	2017 年 2 月 1 日
四　　版	2021 年 7 月 20 日

推薦序

社會變遷步調加快，緊張、繁忙的生活模式裡，工作及生活上的壓力，使得人們生理和心理健康漸漸受到威脅。當壓力源出現或長期處在壓力下，易造成身心的疾病，例如睡眠障礙、情緒障礙或慢性疲勞，乃至於出現糖尿病或其他代謝症候群、心血管疾病及免疫紊亂等。因此，尋求一套適合自己的抒壓方法，應用在日常生活中適時的放鬆自己，以避免過大的壓力導致疾病產生，就顯得非常重要。

芳香療法(aromatherapy)的淵源，可追溯至埃及、印度、中國、希臘和羅馬等古文明，近代盛行於歐洲。芳香療法主要是利用純天然植物精油，以薰香、按摩、泡澡等方式，讓精油的香味經由嗅覺、皮膚接觸，而進入人體，達到強化身體各系統的功能，如加強新陳代謝、促進血液循環、調節免疫力等。芳香療法是以身心靈的全人療癒為目的，因此，抒解壓力也是芳香療法很重要的一環。芳香療法目前也逐漸推廣於醫療場所，希望成為一種提升病患生活品質的自然輔助方法。像尤加利精油可以做吸入性治療，藉由噴霧擴散的方式，讓空氣中充滿這些精油的味道，而鬆弛患者緊張的情緒。利用薰衣草精油按摩、薰香或泡澡，也可以幫助患者放鬆緊繃的情緒，同時使身體肌肉放鬆，有助於入眠。有些精油甚至具有止痛的功能，而用於癌末病人的止痛，芳香療法可說是目前最流行的輔助與另類療法之一。

近幾年在回歸自然風的養生觀念下，國人對於植物所提供的自然能量，逐漸接受與喜愛；希望藉由日常生活的應用，得以擁有更健康、更美好的生活品質。SPA 產業在其他國家雖發展多年，在臺灣卻是近幾年才崛起的新興產業，更是未來休閒產業的新指標，也因現代社會人們面臨到來自環境及職場等的各種壓力，對個人健康及平衡人生，有更迫切的改善需求，使得臺灣 SPA 市場發展潛力令人期待。

程馨慧老師瞭解時代的需求，關心國人的健康，以其豐富的學經歷，用心花了一年時間，蒐集最新芳香保健應用的相關資料，彙整過去多年芳療教學與實務操作的經驗，寫出《芳香療法》一書，內容充實豐富，包括芳香精油之萃取、植物單方精油之介紹及芳香療法之應用等，這本理論與實務兼具的好書，是芳療保健從業人員及初學入門者的理想教材與資源。

　　本人受邀寫序，深感榮幸，也樂見本書出版，更期盼更多人閱讀，而對國內芳香保健的推展，做出更多實質的貢獻與助益。

嘉南藥理大學休閒保健管理學系教授

黃戊田

推薦序

近年來，各類嘗試結合輔助養生保健法和主流醫學的整合醫學中心，在世界各地逐漸發展。基於時代潮流之變遷，成立 114 年向來主張謹守西醫診療規範的臺大醫院，終於亦於 2008 年 10 月突破傳統壓力，通過成立「輔助及整合醫學中心」，正式將中草藥或民俗療法相關諮詢，包括針灸、中草藥資訊、芳香治療、音樂治療，甚至宗教性靈性需求皆納入服務項目（聯合報，2008 年 10 月 11 日），此發展顯示自然與輔助保健觀念已成為未來之趨勢。據 BBC 報導，在英國由於西醫療法對不少疾病沒有功效，以及保健系統安排病人接受治療的等候時間太長等原因，越來越多的人傾向嘗試有別於西方醫療方法的自然與輔助保健醫學，其中包括：芳香療法、反射區治療、推拿治療、針灸、捏脊治療、草藥等。

2008 年政府提出「觀光拔尖領航方案」，於 2012 年創造 5,500 億觀光休閒收入（外匯收入達 90 億美元）、40 萬就業人口（17 萬直接就業人口）吸引 2,000 億民間投資。「觀光拔尖領航方案」中所提及的觀光休閒產業涵蓋許多面向，如：旅運、餐食、住宿、購物等，甚至近來強調的健康保健旅遊亦涵蓋在內。嚴長壽先生在《我所看見的未來》書中特別強調：「由於全球對醫療保健意識的不斷提升，近幾年來醫療觀光已蔚為新興的旅遊風潮。有別於傳統之觀光行程，醫療觀光係指休閒旅遊活動當中，除景點觀光及購物之外，兼安排診療、保健、抒壓、美容等相關的活動及服務在內。由於醫療觀光行程平均之消費金額，較傳統觀光為高，為觀光旅遊業創造了新的推廣與發展空間，也提升了觀光旅遊業的創新附加服務及收入。」臺灣地區氣候溫和，自然環境優美，飲食深具特色，交通便利，且臺灣同時傳承中國養生文化，因此，上述以涵蓋身心、整體環境的芳香保健與 SPA 保健休閒產業，亦成為臺灣未來休閒保健的明星產業。

有鑑於此，嘉南藥理大學休閒保健管理系於 98 年即與「中華民國芳香精油美容保健發展協會」合作，開設國際芳療師初階認證課程，而本書編者程馨慧老師即為該課程的業師。程老師從事芳療工作已逾 15 年，業界經驗豐富，目前亦擔任「艾柏國際芳香療法學院」芳療認證講師，有鑑於國內有系統且內容完整的芳療相關書籍相當缺乏，程老師將十餘年的教學內容及講義有系統的集結成此書。書中由 SPA 的介紹、精油的萃取及特性談起，進一步闡述基礎油、基礎霜的功用，最後談論精油之功效、運用及芳香療法的運用，全書資料完整且內容豐富，相當適合對芳療有興趣的初學者及從業人員閱讀，至於對參與國際芳療師初階認證有興趣的人士，本書更是不可多得的權威教材。

嘉南藥理大學休閒保健管理學系副教授

董志明

編者序

地球上最偉大資源之物質：樹、根、草、花、果、種子，構成具有療效的醫藥系統，是自然界最天然的芳香療法。芳香療法結合愛的心、溫暖的雙手、傾聽的耳、芳香的氣味、嗅覺的能力、豐富的知識與高品質的植物精油，強調人、事、物互動的契合，使身心靈洗滌，徹底吸收了自然能量，達到美麗的身心靈健康。芳香療法近幾年快速的發展，使用精油能讓皮膚美麗、年輕，是大家追求的目標。精油具有安撫、消炎、抗菌等功效，除此之外，精油在各種研究中也有舒緩身體疼痛、傷口修護、舒緩淋巴水腫及撫平情緒等功效，對於芳香療法所能發揮改善的功效，真讓人嘆為觀止，也是大自然賜給我們的寶藏。

每一種精油都是獨一無二的，在使用中，率先反映心中細微的身心變化，可以提神醒腦、提振情緒、舒緩心情、增加魅力及自信，在人類感官中最敏銳、最快速、最直接的訊息傳遞，使人感受到美麗和芬芳的驚喜，更深刻地發現，可從植物精油中體會每個人的各種生命情境。因此將多年來研習所得的知識與臨床經驗匯集成這本《芳香療法》，希望能藉此書推廣芳療相關知識與運用，讓讀者瞭解芳香療法的歷史演進，芳香精油的萃取部位與方法，與自然界最天然具療效的常見精油與基礎油之功效等。而為了抒解現今人們繁忙壓力大的生活，本書此次改版完整補充常見生理與心理症狀與其精油的運用，並輔以瑞典式按摩與淋巴按摩實務操作圖片，讓對芳香療法領域有興趣的人，能輕鬆取得相關知識並運用於生活中。

最後，要藉此謝謝嘉南藥理大學休閒保健管理學系黃戊田教授、董志明副教授、許淑燕老師及艾柏國際芳香療法學院的芳香療法講師所給予的支持與寶貴意見，讓我能順利完成此書，衷心期盼這本書能夠帶給所有人健康美麗的生活。

艾柏國際芳香療法學院教育總監

程馨慧

編者序

自接觸芳香療法以來，艾柏國際芳香療法學院多次應邀參加於各機關團體辦理的芳香療法美容保健講座以及各種活動，瞭解各界人士對芳香療法的喜愛與需求。針對目前的芳香療法，我大致把它區分成「芳香療法與美容保養」、「芳香療法與休閒保健」、「芳香療法與護理」三大部分，近年來與國內數十餘所大專院校合作，引進國際專業課程，並辦理艾柏國際芳香療法師證照考試，單是國內大專院校就有上百位博、碩士級教師前來考取證照，而大專院校學生暨專業美容芳療師亦有數千位前來考取證照。

當學生取得證照之後，我們就整合學生職場實務經驗與校內所學，規劃並促成業界實際之職場實習，使學生於畢業後除可依實務工作之表現進入「艾柏國際芳香療法學院」或是其他業界工作，更可瞭解職場之運作需求，這些學生畢業後投入職場，都普遍獲得業界的肯定。

「芳香療法」是應用植物精油的一門藝術與科學，以芳香植物萃取的精油為媒介，經按摩、泡澡、薰香等方式，再由呼吸或皮膚吸收進入體內，達到「身、心、靈」平衡與保健功效。在文獻上的解釋，係運用植物的芳香味道搭配淋巴按摩，來放鬆身心靈以達到治療的功效，「芳香療法」亦是一種預防醫學。芳香療法已有數千年的使用歷史，不僅擁有歷史的背書，更是目前科學與醫學界的新寵，至今芳香療法功效的研究論文更高達數千篇，由此可知芳香療法是美容保養、養身保健長紅且具公信力的商品。

臺灣這幾年也有越來越多醫療從業人員與機構意識到「臨床芳香療法」的功能性，開始在醫院和照護中心進行芳療以輔助正統醫學，實施結果使醫療品質提升不少，獲得許多好評。近幾年，人們生活型態的轉變，導致不正常的作息及精神壓力大等情況，為了擁有更健康、更美好的生活品質及回歸自然風，芳療保健養生概念已日趨重要，並實際被運用在日常生活中。

本書將芳香療法應用於美容保健的理論與實務，完整的整理，對於想考取芳香療法師或將芳香療法運用於生活中的人士，有極大的幫助。此書推出將許多芳香療法知識與大家分享，也希望有更多人能夠瞭解芳香療法的優點，運用於日常生活的每一角落。

中華民國芳香精油美容保健發展協會理事長

吳奕賢

目錄 Contents

CHAPTER 05　芳香療法之應用

CHAPTER 06　植物單方精油

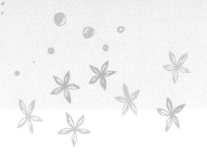

― CHAPTER ―
01

概論：最珍貴的 大自然寶藏

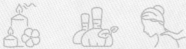

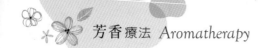

1.1 芳香精油療法

數千年來，芳香療法在各種不同的文明中廣泛的被使用，而近來芳香療法再度受到歡迎，乃由於人們在使用後真正獲得高度的療效。「芳香療法」一詞來自於其所使用的精油從天然植物萃取而得，具有自然的香氣，香氣是治療過程中十分重要的一環，平衡的效果來自於身體與植物提煉精華的物理交互反應。芳香療法是藉由精油對生理及情緒的雙重作用達到天然且安全的療效，它喚醒人本身的自療能力，是真正全面性的療法，同時調理我們生理及心理層面以期達到真正的平衡，這是它不會引起任何副作用的原因。

生理方面，精油可以穿透皮膚表層滲入到身體內部，被血管吸收，藉由嗅覺與腦部的直接關聯，精油也可以影響情緒層面。這兩方面作用的組合便產生了強大的治療能力，也正因為這個理由，芳香療法被如此廣泛地使用。

芳香療法不僅僅只適用嗅覺而已，英國芳療師將芳香療法定義為「使用自植物萃取而來的精油」，也有人認為芳香療法是「一種天然的療癒方法，從植物中萃取的精油透過按摩、嗅吸、濕敷及泡澡來應用」。美國芳療師則認為芳香療法是「精油這類揮發性物質的療效是透過嗅吸及其他使用方法來呈現」。法國的 Valnet 醫生於 1990 年的文章中則認為，芳香療法分為四種不同的類型：臨床芳療法、舒壓芳療法、美容芳療法、環境芳療法。英國芳香療法則將芳香療法區分為：芳香心理學、芳香美學、整體芳香療法、醫學芳香療法。

芳香療法之功能

芳香療法平衡的效果來自於身體與植物提煉精華的物理交互反應，自然界中的植物行光合作用後得到養分，某些植物還能進一步把這些養分轉化成芳香分子，就是精油。在提煉時以做為芳療使用的精油最為嚴謹，要萃取一小瓶頂級精油需要大量的植物，也因為它的濃度很高所以非常珍貴。從解剖談起，透視人體內分泌、生殖泌尿、淋巴、神經等系統，以各種不同的精油調配方式與按摩手法，可達到皮膚保養及身體保健的功效。

植物精油

　　每一種精油均具有天然有機化學成分的特殊組合，此組合創造精油各種獨特的特質，因此大部分的精油均擁有廣泛的用途，然而，每一種精油通常只有某些作用較常被使用。本書將介紹每種精油的主要用途，是個人在家中使用精油舒緩各種不適症狀時的最佳指南，對於各種禁忌，務必詳加注意並嚴格遵從，對於正在服用藥品的人，最好在使用前先向保健專業人員諮詢。

　　一旦對使用精油有了信心，將發現精油的迷人處在於能調理日常生活中許多的不適或疾病。雖然精油可舒緩許多不適的症狀，但精油的使用，不應被視為一種醫療行為。有疾病發生時，也必須尋找正統醫學就醫，芳香療法只能當作輔助療法來運用，而非替代傳統醫學。使用由天然成分製成的植物精油，不僅對健康有益，也可保護我們生活環境的品質，同時也對保護動物避免不必要的屠殺，來盡一份努力。

1.2 養身美麗 SPA 新概念

　　隨著現代社會活動空間的擁塞，人們工作精神壓力的激增，興起一股對身體與心靈的舒緩、平衡、放鬆的 SPA 風潮。SPA 已成為風靡全球的養生代名詞，這股潮流現在也席捲臺灣，讓 SPA 成為生活時尚的新焦點，而芳香療法在此扮演不可或缺的角色。

　　SPA 首次亮相於亞洲，是在 1990 年代中期，從試驗性的開端，到現今亞洲SPA 產業已成長成為相當常見的現象。在亞洲 SPA 所見的快速增長和演變，部分原因是因為他們已經能夠採用來自傳統醫學治癒的形式來做搭配。在科學和心靈未解之謎成為西方研究的課題之前，東方的聖人認為呼吸、靜坐、冥想是和身心靈連結的最佳運作方式。消除雜訊的思考和尋求心靈靜化的古代道家修行方式，是傳統常見的中醫處方。

「SPA」的概念源自於歐洲古羅馬時期的浴池文化，為拉丁文中的 Solus 健康、Por 藉由、Aqua 水，意思是透過水來促進健康。西元前三、四百年之前，希臘的文獻上記載著，礦泉水療可以養生、預防疾病等功效。SPA 另一個典故是在歐洲比利時安德列斯(Ardennes)森林區中，有個名為 SPA 的溫泉小鎮，富含礦物質的熱溫泉，能治癒各種疾病與疼痛。小鎮附近的居民紛紛來此，洗礦泉浴治療、飲用礦泉水，盡情地享受大自然，利用天然溫泉能量方式改善體質、美容肌膚、潔淨身體與心靈。之後盛名遠播，吸引許多觀光客到此地，SPA 漸成為泉水療養的代名詞。水療的功效在歐洲傳開，漸漸成為 SPA 的發源地。

從歷史上的發展來看，SPA 和「水」密不可分的，水療是精髓所在。如今 SPA 不再只是水療而已，開始在不同國家與地區結合不同的文化與特色，蘊含出多種不同的面貌。早在二十多年前，歐美開始運用純植物精油的芳香療法結合水療，興起養生美容、身心舒緩的新概念。法國 SPA 結合海洋療法，為海洋環境、海洋空氣、天然海水三合一的 SPA。海洋礦物質具有抗發炎的效果，能緩和關節炎與某些皮膚問題，對肌膚具鎮定效果佳，改善鬆垮肌膚與肌膚橘皮現象，並增進身體毒素排除。

義大利 SPA 結合泥土療法(fango)，運用溫泉泥漿泥和死海泥，這些泥土都含對人體有益的礦物質與微量元素，可促進新陳代謝、深層清潔毛細孔中的汙垢及毒素，排除多餘的油脂與老化角質細胞，補充細胞所需的礦物質，刺激細胞再生、殺菌，改善毛孔粗大和美白黯沉膚色的功效。美國 SPA 結合休閒、健康、活力的健身美容概念，發展出 Club SPA。東南亞地區 SPA 結合了傳統的草本植物概念，草本植物含有豐富的植物精華，如天然酵素、維他命和礦物質，可滋潤肌膚、促進新陳代謝、排除毒素，天然原始香味也可作為心靈方面的治療。

不同於其在歐洲的等效，一些歷史較久的溫泉接近於健康俱樂部的主要光顧為男性，在亞洲的 SPA 是從美容院和迎合女性之健康中心演變而來。經常去 SPA 曾是上流社會女性的領域（或那些想這麼被認為的），服務範圍的提供已從滿足虛榮心和尊貴的象徵到對身體有益的整體治療。

SPA 被當成治癒和滋養身、心、靈的方式。在亞洲，人們到 SPA 中心健身美容，管理壓力，尋求心靈平靜、娛樂、實現健康，以及無數的其他因素。因此，每天有眾多的人前往造訪 SPA，作為一種令人愉悅的休閒活動。目前女性是亞洲的 SPA 發展主力，但據報導首次前往 SPA 的男性人數每年增加 25~30%（迪羅謝，2007）。回望過去的

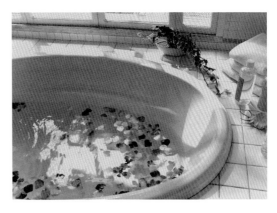

歷史，對於男性想放鬆和感受 SPA 並不會讓人感到驚訝，遠在三千年前，古巴比倫和中國男性就熱愛於美甲和足部治療。

所謂都會美型男，指的是定期去 SPA 的男性，他們幫助塑造什麼是時尚，更多的人已經毫無顧忌地擦亮自己的指甲。關於健康和良好價值意識的浪潮不斷使 SPA 產業復興，這種新文化、新世紀養生保健的生活方式，已使健康成為流行語，形成最有前途的市場。

SPA 發展至今已超越「功能性」的訴求，而是被商業精緻地包裝成一種哲學和概念，也是休閒、養生、放鬆、美容的新世紀代名詞。

1.3 SPA 的經營型態

- **溫泉型** SPA(Mineral Spring SPA)

　　利用當地的自然礦泉、溫泉或海水提供專業的水療服務，臺灣目前有許多溫泉風景區結合 SPA 概念，掀起了週休二日休閒 SPA 風潮。

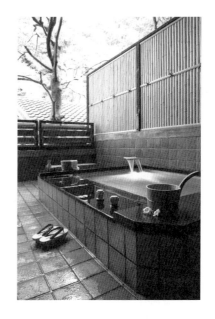

- **都會型** SPA(Day & City SPA)

　　設在城市之中的都會型 SPA，是目前全球各大都市最受歡迎的 SPA 種類。在快節奏的都市型態下，利用一天或數小時的時間安排專業性護理服務，享受完整的 SPA 保養療程和設備。專為生活繁忙、精神緊張、壓力大的都會型顧客設計。都會型 SPA 著重於專業的保養護理和獨特的按摩手技，以達到呵護肌膚、塑身、舒緩情緒、健康平衡身心靈的功效。

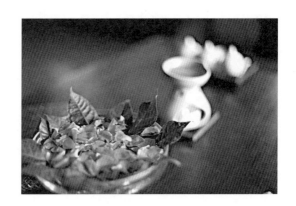

- **飯店型** SPA(Resort / Hotel SPA)

　　設置在飯店或度假勝地旅館的 SPA，擁有完善專業的 SPA 護理療程服務、健身設備與活動，以及提供各種 SPA 養身美食。

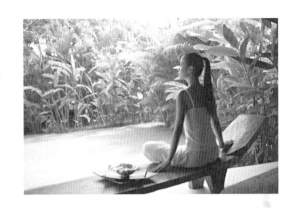

- **俱樂部型** SPA(Club SPA)

　　附設於健身中心或俱樂部中心，主要以健身、減肥、運動為目的。提供各種經過專業管理的 SPA 服務以及完善設備。

- **醫療型** SPA(Medical SPA)

　　綜合了都會型 SPA 的各項服務、傳統醫療和健康護理服務，運用醫療方式達到健康、養身為訴求，非崇尚回歸自然、使用另類療法（非醫療）的 SPA。醫療型 SPA 所提供的任何療程，都必須由專業持有執照的醫師與護理人員進行。

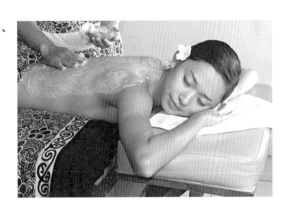

- 主題、目的型 SPA(Destination SPA)

目前全球主要的主題型 SPA 大部分位於歐洲與美國地區，日本以理療慢性病為主。提供專業的 SPA 服務、瘦身健體、教育培訓和膳宿安排，以特有的生活方式和健康習慣的服務為主。這種型態的 SPA 是所有 SPA 中花費最高，但也是可得到最完整 SPA 體驗的一種。

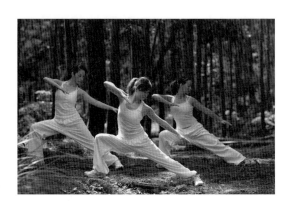

- 郵輪型 SPA(Cruise Ship SPA)

在郵輪上提供專業的 SPA 服務。

- 學生職場實務實習 SPA

這些單位會整合職場實務經驗與學生校內所學，做好規劃並以業界實務之職場實作，使學生於畢業後除可依實務工作之表現進入業界工作，更可瞭解職場之運作需求。

這些單位可提供充分的師資與學習設備、場地與環境，就師資方面提供的是業界所需的人才條件與職能，培養學生進入職場前應擁有之專業知識與態度；就實習設備、場地與環境方面，提供一個實際的實務環境、實際的工作流程、工作方法與技能，透過這些實務面的訓練與瞭解，縮短學生進入職場的適應時間。

對學生而言，來這些單位實習後可具備自然與輔助美容保健產業之專業能力與技能，以後可進入以自然輔助保健與美容為發展方向的休閒產業，包括美容 SPA 館、各醫療院所的安養中心、飯店、旅館內之美容養生部門及美容瘦身保健中心之專業人員，未來可擔任之職務如保健師、芳療師、理療師、按摩師、水療師與講師等。

不管是哪一種類型的 SPA 經營方式，「SPA」都在強調人與周遭的人、事、物做互動與契合，使身心靈洗滌乾淨，回歸平靜。除了基礎的美容保養程序療程，還強調讓人的五感：視覺（自然美麗風景）、聽覺（大自然音樂）、味覺（養生餐點）、嗅覺（芳香氣味）、觸覺（按摩），徹底吸收自然能量並放輕鬆，而達到身心靈健康美麗的目的。精油則因為獨特的芳香氣味與有效的健康護理肌膚，被廣泛使用在芳香美容護理 SPA 中。

1.4 精油與健康肌膚

精油提煉自植物的濃縮液，依照植物種類特性存在於不同的部位（花朵、葉片、木幹、種子、果皮、根），所含的各種化學成分具有不同功效，使得每一種精油都有獨特的功能，可透過情緒反應、局部肌膚、人體系統組織與能量的交互作用來達到效果。然而，假若一個接受者不允許精油藉由意識的運作，並且否決精油具有正面功效的觀念，那麼精油將不會有預期的效果。

・情感

精油的氣味影響大腦的情緒控管中心，許多研究證實了不同的精油因為所含的化學成分與結構不同，可產生不同的作用及功效，包括放鬆、安撫、激勵、清新、提振和鎮靜等。情緒是非常重要的，許多情緒方面問題會造成許多肌膚問題，規律地使用精油，散發出的氣味會產生正面積極的情緒和愉悅的心情。

・局部肌膚

精油透過它們獨特的化學成分，運用在人體肌膚時會產生特殊的功效。研究證實精油具有滋潤乾燥肌膚、減少油脂分泌、使壓力肌膚恢復年輕、減少發癢、發炎、紅腫、過敏等肌膚狀況，和治療受損、傷口肌膚。針對局部肌膚感染，精油是非常好的抗細菌和真菌的媒介。長期使用精油可健康肌膚、維持肌膚柔軟與有彈性，並且幫助預防細紋和皺紋的產生。

· 系統組織

精油可快速透過肌膚吸收，進入人體系統。研究證實精油可有效的治療一些症狀，如配合淋巴淨化按摩可有效消除液體滯留（水腫），使用精油搭配溫和按摩對於末梢神經循環有正面的影響，亦可影響肌膚狀況。

· 能量

許多天然物質的使用者相信精油具有能量，並可發揮正向巨大的影響力，作用在人體，改善整體的健康狀況。

1.5 芳香療法的歷史與發展

從古代流傳至今的芳香療法，幾乎是起源於草本醫學的一部分。而草本醫學的歷史可追溯至數千年前，我們可以在世界各地的遺跡中，看到人類使用芳香植物來作為醫療照護的用途。

遠在春秋戰國時代的中國，就有一本《黃帝內經》的古籍，記載鴉片、大黃等植物之藥效。傳說中，中醫學起源於「神農嘗百草」，在秦漢時期，中國最古老的草本藥物書籍《神農本草經》是由中國的神農氏所完成的著作。神農氏於神農本草經一書中列舉了大約 350 種植物，至今大多數都還被持續使用。中醫經典《神農本草經》記載着許多對植物運用的智慧，是現代藥草學家的指南。而明朝李時珍編撰的《本草綱目》則記載了 2,000 多種藥材與 8,000 多種配方，中國傳統的藥布貼敷（將藥材浸泡後以棉布貼敷在皮膚上）呈現出中國人一直認同經皮吸收的吸收效率。

1975 年，在伊拉克考古遺跡挖掘過程中，考古學家在 6 萬年前的尼安德塔人骨骸旁發現西洋蓍草、矢車菊、葡萄風信子、蜀葵及其他植物的濃縮萃取物。在此遺跡中，所發現的 8 種植物中，有 7 種是現今仍在使用的藥物成分。西洋蓍草則經常被用在芳香療法中可提煉精油的芳香植物。在法國，南法多爾多涅的 Lascaux 洞穴壁畫之中找到歷史最悠久的藥用植物使用紀錄。這些西元前 18000 年的壁畫中顯示了史前人類如何使用藥用植物。

蘇美人在西元前 5500 年左右居住於美索不達米亞平原，他們擁有絕佳的藥草使用技術。考古學家找到他們在石板上記錄處方、植物名稱、配製方法及治療劑量的遺跡。在蘇美人的母系社會中是由女性擔任治療者的角色，亦是所謂的巫師(Ashipu)或草藥療法師，芳香藥物在這類古文明的地位相當重要，有些遺址中的鍋具甚至被認為可能曾被用來作蒸餾之用。

埃及人習慣將芳香療法運用在生活上，神聖儀式的薰香、祭典的獻禮、慶典中舞者助興等。1872 年於埃及的底比斯附近，找到一份西元前 2800 年左右古夫王朝間完成，記有芳香藥草全球知名的《埃伯斯手稿》(Egyptian Papyrus Ebers manuscript)。而在西元前 2000 年則有另一份手稿提到「精油及香水選擇」，這些手稿顯示，在摩西的年代中，乳香、香桃木、白松香、沉香等都被當作藥物來治療疾病的症狀，其中也曾提及沒藥可以用來治療花粉症。從多種古書及古廟石牆上記載祭司們使用過的數種植物及使用方法，我們可以瞭解西元前 3000 年，上古埃及人已將芳香植物廣泛的運用在藥材、化妝品，甚至是屍體的保存上。

在印度持續使用 5,000 年的阿育吠陀療法，吠陀藥物（阿育吠陀藥物的前身）的核心架構起源於吠陀經(Vadas)中，也記載了許多芳香植物使用在宗教及醫療上的用途，其文字紀錄可用來說明植物的治療功效「卓越且能夠溫暖人們的心靈」。西元前 2000 年印度的醫學著作，在《遮羅迦集》(caraka samhita)和《妙聞集》(sushrata samhita)中可找到約七百種植物的使用資訊，其中許多植物都是芳香植物，例如沒藥、錫蘭肉桂、薑、印度檀香、芫荽等，芳香植物至今在阿育吠陀藥物中仍舊非常重要。

西元前 460 年的「醫學之父」希波拉底(Hippocrates)他寫道：「芳香泡澡有助於改善婦科疾病，對其他疾病症狀也有幫助」。他是史上第一位以整體思維發表：「為了治療人體的疾病，我們必須有整體的知識」。希波拉底瞭解芳香分子可能具有重要的抗菌效果，他呼籲人們要善用芳香植物，在瘟疫流行期間來避免感染及防止疫情的擴散。他也寫到：「植物的生長形態與醫藥的研究息息相關。」

西元前 300 年，希臘泰奧弗拉斯托斯著有《植物探究》(Enquiry into Plants) 一書，書中對芳香植物的特殊用途皆有著墨，被後世喻為「植物之父」(Ryman)。那時的醫師們常會使用芳香油膏，用來作為抗菌劑及解毒劑，使用於肌膚上可使肌膚柔嫩，也可用來「促進睡眠、舒緩焦慮及帶來甜美夢境」。西元 100 年左右，希臘人底斯克拉底（Pedanios Dioskurides 或 Pedanios Dioscorides），他的知名著作為《藥物論》(De Materia Medica)，是芳香草本藥物的基礎。詳列了當時使用的大約 700 種植物，其中包含了玫瑰、迷迭香、荳蔻、羅勒、馬鞭草及大蒜等芳香植物，在藥物論的每一個章節都詳述植物的特徵及禁忌。

歐洲在 13 世紀時，惡臭被人們視為一種疾病（瘴疾，指不好聞的空氣），香氣則被認為可增強抵抗力、對抗疾病及瘟疫。醫師帶著口罩並加入芳香精油來保護自己的健康，也會攜帶一根頂端置有焚燒中的芳香植物和樹脂所作成的防疫火把，將這些火把與香水並用，用來淨化受汙染的房子。倫敦的手套製造商他們在產品中以精油浸漬後銷售，這就是這些製作手套師傅及香水商能夠在瘟疫期間倖存的原因。

17 世紀是英國藥草的全盛時期，精油成為「主流」用藥。《英國醫師百科》(The Compleat English Physician)中就列入薰衣草、錫蘭肉桂、丁香、檸檬及芸香等精油，與其他成分搭配可用來「提振及舒緩心靈、自然界、生物體及動物」。英國議會於 1770 年通過一項法案保護男性免於受到「心術不正的女性」影響，因為「具魔法的香氣可以操控人心」，因此女用香水可能被用來引誘男性結婚。美國紐約醫學期刊上也發表了一篇文章，文中提及「性器官與耳朵、鼻子及喉嚨息息相關」，認為香水可以明確地「刺激性慾」。

19 世紀開始首見於精油的科學研究，出版於 1882 年 William Whitla 的著作《植物及其療效》(Materia Medica and Therapeutics)中可看到一些研究成果。工業革命及科學革命隨之而來，接下來的兩世紀，許多精油都被用來進行分析及研究。

近代藥品的發展

　　隨著合成香水及芳香分子應用的普遍，現代藥品的發展則逐漸嶄露曙光。毛地黃可製成強心劑，柳樹樹皮可製成阿斯匹靈。儘管一直有人對精油療效進行許多重要的研究，但精油及草藥仍敵不過合成藥物所創造的利潤。1930 年美國洛克斐勒及德國費本公司合作，使石化製藥產業成為當時最主要經濟象徵與政治力量。

　　1910 年由卡內基基金會贊助發布費勒司納報告(Flexner report)，幾乎把所有美國順勢療法及自然療法醫學院都排除在正統醫學體制外。醫學院的教學大綱刪除了草藥療法（包含芳香分子應用）。石化製藥產業成為美國各個醫學院的主要承包商，甚至是美國醫學學會及 90%以上的醫學研究的主要贊助者(Buckle 2001)。

現代芳香療法的復興

　　現代芳香療法起始於法國化學家蓋特佛塞(Gattefosse)、凡尼特(Valnet)醫師和摩利(Maury)護士等人的努力。1920 年代，法國化學家惹內‧莫理斯‧蓋特佛塞 R. M. Gattefosse(1881~1950)在一次實驗爆炸意外中，不幸灼傷手，因為身旁剛好有薰衣草精油，就直接使用浸入其中，發現疼痛感消除了，傷口復原的狀況良好，因此致力於研究精油。蓋特佛塞(Gattefosse)創先使用芳香療法這個名詞，說明芳香植物也是治療物質，他發現精油可以在局部塗抹後的 30 分鐘～12 小時就會被全身吸收。他在 1937 年於法國出版了《芳香療法：精油（植物荷爾蒙）》(Aromatherapie：The Essential Oils-Vegetable Hormones)一書，書中說明了不同醫師的醫學個案研究內容。

　　凡尼特醫師他的著作《芳香療法》(Aromatherapie)是首本「醫學」芳香療法書籍，此書收錄許多個案紀錄及相關文獻。凡尼特醫師在書中表示「不見得要當醫師才能使用芳香療法，但要知道精油功效，以避免意外狀況發生」。其著作《芳香療法的實務》(The Practice of Aromatherapy)已被翻譯為德文、義大利文、西班牙文、日文和英文。

　　倫敦的馬格利特‧摩利(Marguerite Maury)首度將芳香療法，結合她熟悉的臉部、身體按摩手技加上獨創的脊椎按摩術，針對病患的心理需求及症狀選擇適合的植物精油。摩利夫人將精油的應用按照不同臨床科別加以區分：外科、放射科、皮膚科、婦產科、一般內科、精神科、SPA 療程、物理治療、運動治療及化妝品學。她對精油的研究使她獲頒兩項國際大獎；其著作 *Le Capital Jeunesse* 於 1961 年出版。從此後，芳香療法有了新的轉變，並將觸角擴展到輔助醫療和整體醫療上。

　　芳香療法目前不僅引發醫療及護理團體對它的重視，許多人更開始進行研究。至今越來越多資料顯示，未來藥物說不定就是這些香氣襲人的精油。

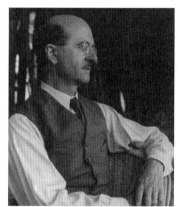

▶ 圖 1-1　芳香療法創導者 Gattefosse

　　芳香療法常常被認為具有數千年歷史，可追溯至古老埃及時代。事實上，古老文明運用芳香植物和療效植物，萃取物質於醫藥和宗教方面，和現代芳香療法所使用的植物精油是不相同的。今日的芳香療法是以現代技術萃取出植物精油，發展歷史相當短。大部分現代芳香療法所使用的精油，都是於 11 世紀冷凝器發明後製造的（請參考萃取方法），樹脂、浸泡和水蒸餾物質都是當時這類產物。至 1920 年代之前，精油的使用僅僅是藥草醫學或植物藥學的一部分。

　　芳香療法發展至今，各個地方逐漸發展出自己的特色與專攻的方向。如英國的芳香療法應用於美容、美髮與日常生活較為擅長，德國甚為重視科學倫理，於精油成分特別有研究。另外，澳洲具有地理環境與氣候的優勢，植物的種類多且栽種成本較低，澳洲治療物品管理局對於精油品質、醫療、保險、補助及生活的應用皆有訂定一套標準。

芳香療法之未來展望

芳香療法在近年來頗受歡迎，是因為現代人對有些西藥愈來愈沒信心，再加上現代的生活壓力太大產生許多慢性病，如：經前症候群、高血壓、各種頭痛、消化系統的疾病以及失眠等，這些問題都是因為日常生活中在身體上以及心理上承受太多的壓力，日積月累而形成慢性病。

而現代人解除病痛的方式就是服用止痛藥、安眠藥等，但是這些成藥吃久了會造成上癮且有副作用，在世界各地頗受爭議，如今芳香療法在一些研究上是可替代部分西藥，用來減輕壓力、解除不安、緩解疼痛、增強人體免疫系統。

芳香療法的發展趨勢

專家指出未來 20 年，心理疾病將成為人類健康最大威脅，運用芳香療法來協助平衡身心靈、緩解精神壓力與改善負面情緒刻不容緩。

目前很多醫院的芳療安寧照護已推行多年，長期芳療照護更是廣受歡迎，尤其是老人照護，無論是國內國外，愈來愈多學者、專家或是產業界，皆大量投入研究芳療照護與分享臨床經驗，並視為輔助療法的最佳方式。

芳療師的專業教育及認證機構

隨著芳療的市場愈來愈大，除了美容保健市場之外，慢慢地芳香照護也擴展至孕產婦、嬰幼兒與慢性病患者，因此對於芳療師的養成訓練與專業素養，也必須更加嚴謹的把關，使芳香療法有不同於以往的新風貌。

目前比較多人選擇的芳療師專業教育及認證機構有艾柏國際芳香療法學院培訓認證的艾柏國際芳香療法師(AMBER)、National Association for Holistic Aromatherapy 整體芳療師協會 (NAHA)、International Federation of Aromatherapists 國際芳香療法師聯盟 (IFA)、國際聯盟專業芳療師協會 (IFPA)。

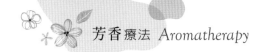
National Association for Holistic Aromatherapy 整體芳療師協會(NAHA)

整體芳療師協會是一個民間芳香療法協會於 1990 年在美國成立，透過教學，授與芳香療法專業知識及技巧，提供 SPA、美容從業人員的學習途徑。

通過由 NAHA 授權單位所主辦的芳療師課程 50HR，通過測驗後可以拿到 NAHA LEVEL1 認證，200HR 的訓練可以拿到 NAHA LEVEL2 認證並且可以加入 NAHA 師資會員！會員永久有效，但須每年回到學校受訓一次。

目前在臺灣有些單位包含傳直銷打著 NAHA 的招牌在招生，有些號稱通過後就可以到美國開業、移民等，但其實這並不是正確的。

International Federation of Aromatherapists 國際芳香療法師聯盟(IFA)

IFA 國際芳香療法師聯盟是 1985 年在英國成立的民間組織，它號稱是由會員、支持的群眾自我管理，並設立 IFA 國際芳香療法師聯盟的芳療原則與芳療師道德標準，並推廣芳香療法於醫院、安寧療護、特殊照護機構與一般應用於社會大眾。

國際聯盟專業芳療師協會(IFPA)

IFPA(International Federation of Professional Aromatherapists) 英國國際專業芳療師聯盟，成立於 2002 年 4 月 1 日，主要是由英國三個芳療師協會 The Register of Qualified Aromatherapist(RQA)、The International Society of Professional Aromatherapists(ISPA)、The International Federation of Aromatherapists(IFA)的芳療師組合而成，稱為國際專業芳療師聯盟(IFPA)，是一個芳香療法的協會，經過課程研習及認證考試後，便可取得英國 IFPA 高階專業芳療師會員證書。

艾柏國際芳香療法學院 (Amber International College of Aromatherapy)

艾柏學院的宗旨在研究與推動「芳香保健」、「休閒養生」與「美容保養」之學術理論與實務教學，提升會員之專業理論與臨場實務技巧，增進社會大眾休閒養生與美容保養之概念與認識，自 1999 年引進澳洲芳香療法教育系統，並集合了中、西醫學、藥學、化工、美妝、護理、企劃管理、保健等的專家與博士，以科學及醫學的角度來剖析芳香療法的原理、機轉以及功效，並以各式的研究論文以及國內外的各種臨床並配合業界芳療師的實務經驗來搭配，是目前唯一從教育、實習、就業、創業，一路輔導的系統，也是最多人所採用的專業證照，碩博士級的考證人數已經有數百人，大專院校的學員超過千位，業界芳療師更是不計其數，可說是目前全國最大的美容、芳療、保健的教育系統，希望能帶給業界美容師一個可以依附的專業團隊以及進修管道，使店務達到永續發展，給消費者一個信賴的專業服務空間。艾柏國際芳香療法師證照皆登錄於教育部全國技專校院校務基本資料庫中，依序為初階證書代碼為 6714、乙級證書代碼為 50269425 及芳香療法講師證書代碼為 50269430。

綜合上述所言，從西元前 4000 年到近代，芳香療法從僅有消毒、殺菌功用，演變為結合生命科學、自然與藝術，且能促進健康與舒緩壓力。面對精油這門複雜的知識，應對精油更加深入的瞭解，才能夠安全、有效、自由的應用。

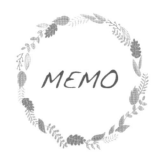

MEMO

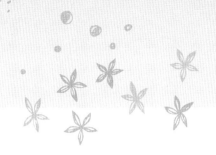

芳香精油萃取
方法

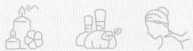

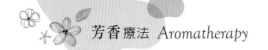
2.1 植物精油萃取部位

精油不只存在於植物的花朵或葉片中，更廣泛分布在各個部位上，如根部、果實、種子等，大多數的植物會將精油集中在特定的部位。通常每種植物只能提煉一種精油，但有一些植物可以從不同的部位萃取出不同的精油。最常見的例子是苦橙樹(Citrus aurantium)，果皮可萃取苦橙精油，葉片可提煉苦橙葉精油，花朵可煉取出橙花精油。肉桂樹也能產生兩種精油：一種從樹葉，另一種從樹皮。不是所有的植物都含有精油，提煉上千種植物只有大約 200 種被萃取的植物精油可供使用。

精油的生產不單只是作為芳香療法之用，事實上，芳香療法只用了精油總產量的 5%。精油主要使用在香水、食品、果汁、酒精飲料、糕餅糖果、化妝品、藥品和日常用品，如洗髮精和肥皂。有些會使用完整的精油，如 Earl Grey Tea（伯爵茶）使用佛手柑精油製造，但多數時候只會使用精油中一種或幾種化學成分，如薄荷精油中的薄荷腦。

擁有五千多年歷史的印度醫學阿育吠陀(Ayurveda)早期於香草藥學屬性中就曾有下列辨別之說：

1. 花朵：是植物給予人的第一感官印象，因此自花朵萃取之精油，多有助外在皮膚照護，是最佳臉部及皮膚保健用油；另因內有子房等植物生殖器官，故花朵類精油亦多具備生殖系統療癒特性。

2. 樹幹：為有機本體中軸，主要負責訊息及養分輸送，因此由樹幹萃取的精油，具備猶如人體中樞神經系統般地調節與維持人體功能運作特質。舉凡感覺／觸覺／神經等內外維繫功能，人體動能、荷爾蒙訊息發布傳遞等，都可以樹幹類精油療癒。

3. 枝幹：類似人體動能表徵，猶如帶動肢體運作的肌肉與骨骼，枝幹萃取的精油能強化體能、維持循環動能，尤有強化肢體的修護與活絡，提振末梢血液回流之功能。

4. 葉脈：植物特有、賴以維持生命的光合作用在葉片中進行，如同肺臟功能般進行氧及二氧化碳的交換；故此類精油針對呼吸系統及免疫系統極具幫助。

5. 根莖：植物的根莖粗壯交錯、扎根於土壤，竭盡吸取來自大地的養分，為自身成長茁壯努力著。根莖類精油代表著生命的本質與信念，有助於釐清繁瑣複雜的事物，突破困境、勇往直前。

6. 樹脂：樹脂為植物流出的汁液，經過空氣氧化後凝結成固體狀，藉以覆蓋、幫助傷口癒合並預防感染。故樹脂類精油十分適合用來修護人體體表損傷，給予傷處周全照護；尤以處理濕疹、割傷、發炎等及修護疤痕。

7. 種子：種子富含幫助植苗成長的豐富要素，為最主要的成長養分泉源。因此種子類精油能夠幫助消化系統機能運作，用以維持人體健康所需。

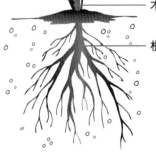

花朵：玫瑰、茉莉、橙花、香水樹、羅馬／德國洋甘菊

花頂與葉片（植株）：羅勒、快樂鼠尾草、薰衣草

葉片：檸檬草、茶樹、薄荷、尤加利樹、刺蕊草、苦橙葉

果皮：佛手柑、甜柑橘、葡萄柚、檸檬、紅柑、萊姆

樹脂：乳香、沒藥

木心：檀香木、雪松

根部：薑、巖蘭草

▶ 圖 2-1　精油萃取部位

■ 表 2-1　植物各萃取部位代表精油

部　位	代　表　精　油
花頂、葉片（植株）	薰衣草、快樂鼠尾草、迷迭香、香蜂草、百里香、牛膝草
花朵	香水樹、橙花、茉莉、保加利亞玫瑰、洋甘菊、桂花、銀合歡
葉片	檸檬草、玫瑰草、苦橙葉、刺蕊草、茶樹、綠花白千層、尤加利、香桃木、白株樹
針葉	絲柏、高地杜松、黑雲杉、赤松、西伯利亞冷杉
果皮	萊姆、佛手柑、檸檬、紅柑、葡萄柚、甜橙
種子	茴香、肉荳蔻、芹菜、芫荽
木心	大西洋雪松、澳洲檀香木、花梨木
根莖	薑、巖蘭草、穗甘松、纈草、鬱金、歐白芷根、月桃
花苞	丁香
樹皮	中國／錫蘭肉桂皮、樺木等
果實	多香果、山雞椒、香草、黑胡椒、杜松漿果
樹脂	乳香、沒藥、古巴香脂、祕魯香脂、安息香、欖香脂、白松香

■ 表 2-2　常見植物精油之萃取部位

名稱	英文	學名	萃取部位	國家
羅勒（甜羅勒、九層塔）	Basil	Ocimum basilicum	花頂、葉片	義大利、法國
佛手柑	Bergamot	Citrus aurantium ssp bergamia	果皮	義大利
黑胡椒	Black Pepper	Piper nigrum	果實	印度
肉荳蔻	Nutmeg	Myristica fragrans	種子	印尼
雪松（大西洋）	Cedarwood	Cedrus atlantica	木心	美國、非洲
洋甘菊	Chamomile	Matricaria recutita	花朵	德國、匈牙利

■ 表 2-2 常見植物精油之萃取部位（續）

名稱	英文	學名	萃取部位	國家
肉桂葉	Cinnamon Leaf	Cinnamomum zeylanicum	葉片	斯里蘭卡
快樂鼠尾草	Clary Sage	Salvia sclarea	花頂、葉片	法國、保加利亞
絲柏	Cypress	Cupressus sempervirens	針葉	法國
丁香花苞	Clove Bud	Syzygium aromaticum	花苞	馬達加斯加、印尼
尤加利樹（桉樹）	Eucalyptus	Eucalyptus radiata	葉片	西班牙、澳洲
茴香	Fennel-Sweet	Foeniculum vulgare	種子	義大利
乳香	Frankincense	Boswellia carteri	樹脂	索馬利亞
天竺葵	Geranium	Pelargonium graveolens	葉片	埃及、中國
生薑	Ginger	Zingiber officinale	根莖	印度
葡萄柚	Grapefruit	Citrus paradisi	果皮	美國、澳洲
牛膝草	Hyssop	Hyssopus officinalis	植株	法國
茉莉	Jasmine	Jasminum officinale	花朵	摩洛哥、法國
杜松（杜松漿果）	Juniper	Juniperus communis	毬果	南斯拉夫
永年草（永久花）	Everlasting	Helichrysum italicum	花朵	義大利、南斯拉夫
薰衣草（真正）	Lavender	Lavandula angustifolia	花頂、葉片	法國
檸檬	Lemon	Citrus limonum	果皮	巴西、澳洲
檸檬草（檸檬香茅）	Lemongrass	Cymbopogon flexuosus	葉片（草）	中國、印度
萊姆	Lime	Citrus aurantifolia	果皮	義大利

■ 表 2-2　常見植物精油之萃取部位（續）

名稱	英文	學名	萃取部位	國家
馬喬蓮 （馬鬱蘭）	Marjoram	Origanum majorana	花頂、葉片	匈牙利、埃及
香蜂草	Melissa	Melissa officinalis	花頂、葉片	法國
沒藥	Myrrh	Commiphora molmol	樹脂	索馬利亞
甜柑橘 （甜橙）	Sweet Orange	Citrus sinensis	果皮	巴西、美國
橙花	Neroli	Citrus aurantium	花朵	突尼西亞、法國
刺蕊草 （廣藿香）	Patchouli	Pogostemon cablin	葉片	印尼
薄荷 （胡椒薄荷）	Peppermint	Mentha piperita	葉片	美國、澳洲
苦橙	Petitgrain	Citrus aurantium	葉片	巴拉圭、中亞
松木	Pine	Pinus sylvestris	針葉	蘇聯、丹麥
保加利亞玫瑰 （大馬士革玫瑰）	Rose	Rosa damascena	花朵	保加利亞
迷迭香	Rosemary	Rosmarinus officinalis	花頂、葉片	西班牙、突尼西亞
紫檀木 （花梨木）	Rosewood	Anida rosaeaodora	木心	巴西
檀香木	Sandalwood	Santalum album	木心	澳洲
茶樹	Tea Tree	Melaleuca alternifolia	葉片	澳大利亞
麝香草 （沉香醇百里香）	Thyme	Thymus vulgaris	花頂、葉片	西班牙

■ 表 2-2 常見植物精油之萃取部位（續）

名稱	英文	學名	萃取部位	國家
巖蘭草 （培地草）	Vetiver	Vetiveria zizanoides	根莖	羅馬尼亞、中國
香水樹 （伊蘭伊蘭）	Ylang Ylang	Cananga odorata	花朵	馬達加斯加
山雞椒 （山蒼果）	May Chang	Litsea cubeba	果實	印度、中國

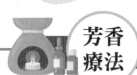
芳香療法 小百科

植物拉丁學名

全球各地都有學者在研究植物，每一種植物也會因為地區不同出現一種到數種的俗名，對同一種植物也會有不同的稱呼，或是不同的植物卻擁有相同的名字。每一種植物都只有一種拉丁學名，但每一種植物卻可能有許多通用名，這些通用名也可能被另一種完全不同的植物共用。以佛手柑(bergamot)為例，就芳香療法而言，佛手柑指的是從柑橘類果食 *Citrus bergamia* 的果皮萃取而來的精油，不應與藥用植物 *Monarda didyma*（亦稱為 bergamot）混淆。

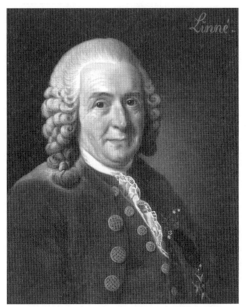

▶ 圖 2-2　18 世紀瑞典植物學家 Carolus Linnaeus

　　每一種植物都是由兩個拉丁文字組成的名字，第一個拉丁文字是屬名，第二個拉丁文字則是種名，就像姓氏和名字一樣，由 18 世紀瑞典植物學家林奈(Carolus Linnaeus, 1707~1778)所提倡。分類植物的方法稱為植物分類學，所有植物都可被分門別類，植物依照其特徵被分類到不同的門、綱、目、科、屬及種。分類的過程中必須考慮其葉片的數量、形狀、莖幹的相對位置；花形、花朵生長的位置、花瓣的數量及形狀；植株是否有毛茸、尖刺或平滑；莖幹是否有棘突等因素。

　　以快樂鼠尾草為例，介紹如下：

■ 表 2-3 精油植物介紹表

快樂鼠尾草(salvia sclarea)精油		
植物部位	植株（花、葉）	
植物分類	界(kigdom)	植物
	門(division)	被子植物
	綱(class)	雙子葉植物
	目(order)	脣形
	科(family)	脣形
	屬(genus)	鼠尾草
	種(species)	鼠尾草
萃取方式	蒸餾法	

2.2 萃取方法之介紹

植物精油的生產常使用蒸餾法(Distillation)、冷壓法(Cold Press)、浸泡法(Maceration)、溶劑萃取法(Solvent Extraction)、油脂吸附法(Adsorption)、二氧化碳萃取法(CO_2 Extraction)獲得，以蒸汽蒸餾是最主要的方式。植物的揮發性成分萃取方式有好幾種，有些方式是用來生產精油，有些方法則是萃取香精而非提煉精油，傳統芳香療法已明確規定使用的是精油。精油大部分是用蒸餾法或是用壓榨萃取，而蒸餾法是最主要的方式。蒸餾法包括水蒸餾法、蒸汽蒸餾或高壓蒸餾法。

蒸餾法

植物原料放入擱置在有排孔支架上的巨型金屬鍋壁的容器中，支撐物下方有噴孔，可直接注入蒸汽。這個方法可用在不會被高溫破壞成分的植物，將植物內易揮發的物質隨著水蒸汽蒸發，經過冷凝器冷卻後排出。容器接收後上面是精油，下面為水（純露），因油水比重不同可自行產生分離現象。

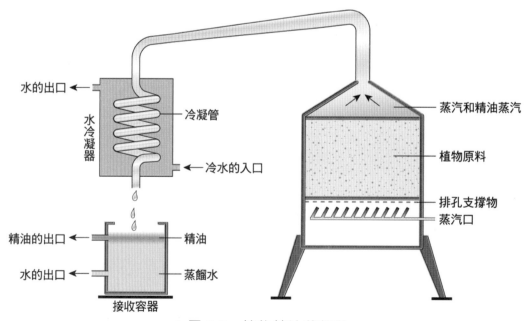

▶ 圖 2-3 植物精油蒸餾器

- **蒸汽蒸餾法**(Steam distillation)

　　以前這種方法使用的是銅器，但現在大多使用不銹鋼。芳香植物材料被放置在一個網子的巨型金屬鍋壁的容器中，支撐物下方有噴孔，可直接注入蒸汽讓蒸汽通過。

- **高壓蒸餾法**

　　美國或歐洲現今大多使用高壓蒸餾法，這是提煉高沸點成分精油最快的方法，如巖蘭草、檀香和丁香。

- **水蒸餾法**(Water distillation)

　　植物要萃取的部分直接放入煮開的沸水中，這種直接加熱的方法可能會破壞精油的成分。大多數水蒸餾的蒸餾器中有一個網架，這是用來保護植物，這一過程類似蒸汽蒸餾法。

蒸餾法又進一步細分：

- **再蒸餾法**(Cohobation)

　　指蒸餾過程中是將水多次重複使用。

- **分餾法**(Fractional distillation)

　　是指在特定的溫度和特定的時間長度下，蒐集不同的階段（或功能）的精油。例如辣薄荷含有萜類的揮發度是在大約是 150 °C，而薄荷酮(menthone)和薄荷醇(menthol)的沸點在 200~230 °C。

- **精餾法**(Rectification)

　　目的是將精油中揮發性和非揮發性的成分分離開來，如果認為精油中含有雜質，可以用此法純化，這個過程稱為精餾。當辣薄荷及藏茴香接觸到蒸餾器熱燙的內壁，有時後會產生一種令人感到不愉快的氣味，這種氣味可透過精餾

來清除(Guenther, 1974)。關於產量的概念，200 公斤的真正薰衣草鮮花能產出一公斤的薰衣草精油，然而要產出一公斤的玫瑰精油，則需 2~5 公噸的玫瑰花瓣。

蒸汽會釋放植物的非極性揮發性成分，與蒸汽一同進入冷凝器裡將混合物冷卻。蒸汽也會改變一些精油的成分，例如把母菊素(matricin)轉變成母菊天藍烴(chamazulene)。

一些植物的極性成分溶於水中後會形成花水，植物的花水和精油會一起被萃取出來，但精油和花水不會混在一起，它們很快就分開。大部分的精油會浮在花水之上，但有些會下沉，視其比重而定。幾年前，萃取出的副產品花水（又稱純露或精露）都被扔掉，但現在精露或花水因具獨特療效而聞名，尤其適合給嬰兒、兒童和老人使用。

加熱的溫度和時間是蒸餾過程中需要掌控的要點，有些植物的構成元素對溫度非常敏感，有些則需要更長的時間萃取。真正薰衣草的蒸餾過程約一小時，但檀香和巖蘭草則需更長時間。蒸餾過程的時間長度會影響精油的化學組成。

冷壓法

也就是大家所知道的壓榨法，這種萃取方法用在水蒸汽蒸餾法或化學溶劑萃取法都不適用時，其原因可能這種提煉方式是：高溫問題、無合適的有機溶劑、或有合適的有機溶劑但無法去除、取得產量太低等許多困難，因此才會使用這種方法。例如：芝麻用煮的也煮不出什麼，用溶劑反而成本太高還會有異味及溶劑殘留問題，取出後更失去原有

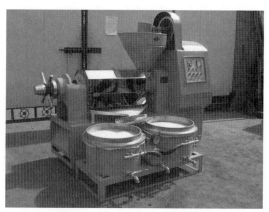

▶圖 2-4　離心力冷壓機

之特色及作用，因此壓榨法反而是最有效、最安全、最簡單的方法。最後還要經過分離萃取、過濾、濃縮手續才能取得成品。

　　冷壓法通常用來萃取果皮精油，擠壓果皮或以機械磨料，以離心器分離蒐集精油，再進行分離萃取、過濾、濃縮。有時精油從果汁和果皮中分隔開來之前，整個果實就已被壓碎了。精油會自然包含一定比例的蠟和其他無法溶解吸收的成分，可能會引起光毒性，如檸檬、萊姆、佛手柑、紅柑、桔子、甜柑橘和葡萄柚。這種方式也常使用來提煉芳香療法用的植物油作為基礎油使用，如甜杏仁油、大豆油、荷荷芭油、杏核油等。

溶劑萃取法

　　將植物原料浸泡至溶劑中，藉由化學反應，將精油從植物原料中釋放出來。接下來必須進一步加工，將精油與溶劑分離。有時候可完全的移除溶劑（如使用二氧化碳萃取），但有時候是不能完全移除（如使用乙烷）。以這種方法所提煉出的精油被稱之為植物原精(absolute oil)，如茉莉和玫瑰。

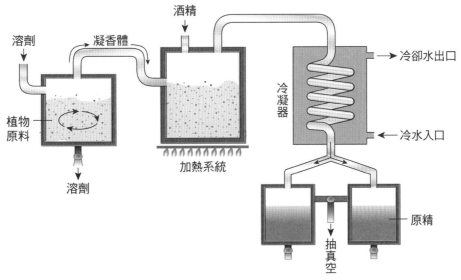

▶ 圖 2-5　溶劑萃取法

油脂吸附法

　　這種方法主要用於比較脆弱的花朵，利用精製過的牛油及豬油（1.油脂本身不能有氣味，2.油脂本身安定性良好）以 1:1 的方式混合塗抹於冷吸設備的玻璃盤，這稱為脂吸盤。將新鮮的花朵密集分鋪在脂吸盤上，利用牛油及豬油吸收植物原料之香氣，每 24 小時更換植物原料一直到脂肪無法再吸收精質，最後利用酒精將牛油及豬油所吸附的香氣成分進行分離萃取、過濾、濃縮，最後成為精油，但由於費時費工、成本高昂，因此目前幾乎不再使用。

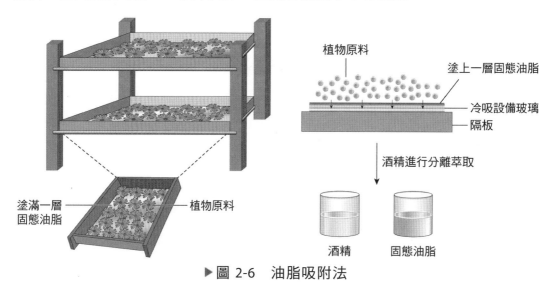

植物原料
塗上一層固態油脂
冷吸設備玻璃
隔板
酒精進行分離萃取
酒精　　固態油脂
塗滿一層固態油脂
植物原料

▶ 圖 2-6　油脂吸附法

浸泡法

　　製作浸泡油的過程有兩種：一種為熱萃取、另一種為冷萃取。顧名思義是利用浸泡的方式將被萃取物裡的物質溶出，在可接受的溫度範圍裡，用加溫的方式來增加溶出速度與產量。萃取出的精華液可以直接食用或是塗抹在皮膚上。藥草的選用上要選擇新鮮的，否則製作出來的產品容易發霉變壞。

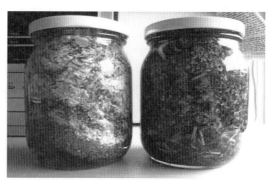

▶ 圖 2-7　植物油浸泡瓶

　　熱萃取指的是將藥草切成小塊，然後放入熱的植物油或脂肪內，溫度維持在 50~70 °C 之間且不超過。然後一同加熱約 2~3 小時，接著過濾，壓擠汁液後填裝至暗色的容器中。熱萃取能強化某些特性植物的功效。冷萃取適合植物中含有稀少的高效物質，這些物質是極其重要和營養。

二氧化碳萃取法

　　二氧化碳萃取法(CO₂ Extraction)或稱 SCF 超臨界流體萃取法(Super Critical Fluids)，目前最新的精油萃取方法之一。二氧化碳是一個相當不活潑的氣體，存留在大自然空氣中，恆溫 33 °C，稍微高過室內溫度。所以純二氧化碳就是萃取芳香物質最好的溶媒，在整個萃取過程中完全低溫，沒有高熱，不會破壞芳香物質分子結構下完整萃取。即萃取過程是在完全低溫(33 °C)中進行，不受熱影響，且不會破壞精油本身的化學結構而能完整萃取。二氧化碳萃取法比水蒸汽蒸餾法及溶劑萃取法更能取得更多和完整的化學結構，不過所用的儀器非常昂貴，因此二氧化碳萃取法還不算十分普及。

· 超臨界流體萃取的原理

　　超臨界流體的物理性質介於氣相與液相間，流體的黏度接近於氣體，而密度接近於液體。例如二氧化碳在氣體狀態下不具萃取能力，但當進入超臨界狀態後，二氧化碳變成親有機性，因而具能夠溶解有機物質，此溶解力並會隨著壓力及溫度而有所不同。傳統溶劑萃取需使用大量有機溶劑而且萃取時間長，嚴重影響環境生態及耗費成本，產品中殘留的有機溶劑對人體健康也有很大的害處。超臨界萃取技術不需使用有機溶劑而可快速萃取，利用超臨界二氧化碳的特殊性質取代傳統溶劑萃取法，達到成分離及純化的目的，因為在較低壓下，二氧化碳自然氣化分離，更不會有溶劑汙染或毒害發生。

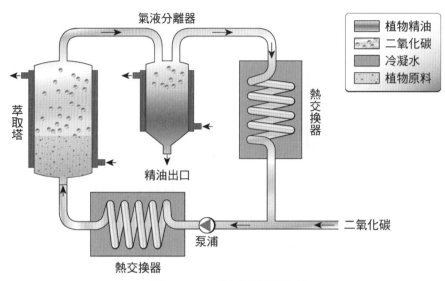

▶ 圖 2-8　二氧化碳萃取法

1. 將植物放入一個密封的鍋後再注入二氧化碳。
2. 將鍋內加壓，在高壓情況下二氧化碳便會轉成液體。
3. 精油會溶於這些二氧化碳液體當中。
4. 將氣壓減低之後二氧化碳液體便會還原成氣體，而留下的即是精油。

■ 表 2-4　常用萃取過程中優缺點的比較

萃取過程	優點	缺點
蒸餾法 distillation	1.經濟　　　2.可大量處理 3.儀器簡單　4.需要一點人力	1.會改變成分 2.視時間／溫度而定
壓榨法 expression	1.不需加熱 2.儀器簡單	1.氣味殘留 2.易氧化
脂吸法 enfleurage	1.低溫加熱 2.可能殘留溶劑	1.耗時 2.需大量勞力
CO_2 萃取法 CO_2 extraction	1.取得最完整的精油成分 2.不需加熱	昂貴
溶劑萃取法 Solvent extraction	取得最完整的精油成分	溶劑殘留

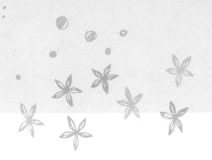

— CHAPTER —

03

植物精油之探討

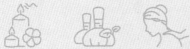

人類從經驗中得知，來自水果中的果實、堅果及種子中的油分具有多元的功效。這些油類所提供的不單只是身體所需的養分，它們還可以做為治療的用品，甚至還可以製作成美妝產品。純天然的植物油，不僅對於皮膚及身體上有加強及保護的顯著效益，它還被視為具有預防及醫治多種不同疾病的功效。精油不只有令人愉悅的芳香，它還有許多特殊抗菌、抗病毒、抗真菌的特性。但這必須要在對的時候使用對的油，才能將它的功效發揮出來。

植物油、植物脂、礦物油、精油有何不同

- 植物油與植物性油脂：是由不同成分濃度所組成，決定是油或是油脂的關鍵為溫度。如在室溫下(24 °C)呈現液態狀，稱為油。如在 24 °C 時為固態，則稱為脂肪。

- 礦物油：屬於石油提煉後產物，對於這種油類人體的細胞完全無法做分解。石化油類是植物經過沉積後轉變成的油分，其化學物理特性已不相同，且無法在代謝過程中代謝掉。

- 精油：是透過物理方式所提煉出的精華，並帶有香氣的物質，但僅能在特定的植物中萃取出微量單位。

各種油對於人體具有不同的功效作用，例如在皮膚保養、養分補給或減輕病痛方面。所以植物油類功能大致上是可做為多元化的運用。

3.1 認識植物精油

植物精油是提煉自植物原料的有機液體，因具揮發性（會起反應），暴露於空氣中時便能散發香氣。遇熱時，會加速其香氣分子的揮發，使香氣的散發更為明顯。當我們在花園中，沾在指間、充斥在口鼻的陣陣香氣，正是我們所使用精油的原形。

植物為什麼產生精油

精油來自於芳香植物,綠色植物能夠合成由碳、氫和氧組成的碳水化合物。陽光的能量經由植物將碳、氫、氧轉換成碳水化合物,這個過程稱為光合作用,精油被認為是由這些光合作用的生成過程中所產生的。

為什麼某些植物會產生精油,有各種不同的理論,可能是一種防禦機制。精油似乎可保護植物不被草食動物(以植物為食的動物或昆蟲)吃掉或擊退牠們,例如野生菸草(Nicotiania sylvestris),受到攻擊時可以增加 3~4 倍尼古丁的產量,而苦味可阻止捕食者(Mann, 2001b)。某些植物散發出來的香味是為了防止昆蟲靠近,如脣形科有兩種著名的植物為圓葉薄荷和辣薄荷,即是以氣味防止昆蟲侵犯。其他植物製造精油的目的可能為了吸引授粉昆蟲的靠近。在許多昆蟲腺體中發現的化學物質也能在花朵的香氣中發現,通常這是一種混合化合物所產生的香味,是昆蟲尋找的香味。

為什麼植物要產生精油的另一種說法是為了防止細菌、病毒和真菌。植物藉由產生稱為植物抗毒素(phytoalexins)的壓力代謝產物,來回應細菌、真菌或病毒的攻擊。相剋作用(Allelopathy)是植物防止其他植物生長過於接近的能力,如羊齒植物和蕨類植物會釋出發芽抑製劑(通常是酚)到土壤中,以防止其他物種發芽或生長過於接近。芳香植物可以使用精油,如樟腦,來保護它們免受周圍其他植物的干擾。還有一種假設是生產精油是植物抗蒸發的作用,在艱困的氣候條件下,精油有助於生存,揮發油可能影響氣孔關閉及防止葉片水分的散失。

研究顯示植物體中所存在的精油,對於生長及因應環境壓力扮演著重要的角色。儘管有些學者認為精油具毒他作用,但冬季時,植物莖葉片中所含有的精油,在結合了醣類以及澱粉之後,能夠用來促進落葉,以對抗嚴冬的侵害,這都顯示出精油對於植物的重要性。

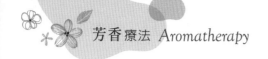

精油的重要角色

精油對動植物均有重大影響：

1. 在動物方面：精油能給予再生、殺菌及排毒、免疫等功能。

2. 對植物本身：精油是自我生存、繁殖及自我保護的重要工具；可以使植物在惡劣乾燥氣候中避免脫水，且防止動物、昆蟲、細菌及微生物傷害，加強植物自我生存能力，並且吸引昆蟲傳播花粉，繁衍後代。

3. 對人體而言：精油以其不同的化學結構，產生多元的藥理療癒作用，且隨著生藥學的發展，人們對芳香療法的認知，不再侷限於泡澡、薰香及美好氣氛的營造。臨床芳療學的推廣，讓精油脫離單純提供香氛的迷思，進入「另類醫療」的新領域，與藥理學的價值緊密結合，目前以德、法、英等國著墨最深。「芳療按摩」是芳香療法的關鍵手技，對人體生理、心理有療癒、撫慰效益。藉著按摩可以促進肌肉組織間的血液、淋巴循環，舒緩發炎疼痛現象，釋放情緒與心理壓力，達到身、心、靈的協調與平衡。

精油之種類判別與等級識別

■ 表 3-1　精油之種類

種類	單方精油	複方精油	基礎油	複方調和油
特質	(1) 100%濃度 (2) 單一品種 (3) 親油性 (4) 具揮發性 (5) 抗水性 (6) 混合性 (7) 不具協同作用	(1) 精油濃度 100% (2) 兩種以上單方精油調合 (3) 具上述單方精油之物理特性 (4) 具協同作用	(1) 植物油脂 (2) 不具揮發性 (3) 調和精油用	(1) 混合精油及植物油 (2) 依照不同屬性需求，其精油選項及濃度比例皆有所不同 (3) 通常配方、劑量許可即可直接使用於皮膚及黏膜部位

常見 100%純植物精油（純精油）分為單方精油（或稱單方油）、複方精油（或稱複合油）和基礎油（或稱基底油），區別如下分述說明：

1. 單方精油（單方油）：單方精油是指單一植物品種、未經配方的百分百純精油，由數百種不同的化學結構構成，可單獨或混合調配使用。單方油濃度高，可能對皮膚會產生灼傷或引發過敏反應，未經稀釋調油，多數（薰衣草、茶樹除外）不可直接使用於皮膚上。

2. 複方精油（複合油）：不同的單方精油有不同香氣與功能，複方精油是指將不同的單方精油搭配調和，相互作用以創造出全新的協同作用。複方精油使精油更溫和且氣味更宜人，可直接用於臉、手、身體等部位（敏感性皮膚最好先做過敏測試），而複方組合方式是效果的決定性關鍵，猶如中醫針對病因調配好藥方的成藥，使用上也較為方便、有效率。

3. 基礎油：是指用來調合一種或多種高濃度單方精油（如上述不適合直接塗抹在皮膚上之精油）的純植物媒介油，經基礎油調合後，即可用按摩等方法直接使用在身體上。

■ 表 3-2　精油等級識別與使用

級次	名稱	內容物	使用歸屬
1	100%純精油	(1) 單一產區栽種 (2) 單一物種採收 (3) 單一品種萃取 (4) 100%精油無添加	(1) 口服（須經由專業芳療師專業諮詢後始得使用） (2) 身心靈療癒 (3) 因高濃度恐具刺激性，勿直接接觸皮膚及黏膜組織
2	100%摻雜萃取純精油	(1) 多於單一產區栽種 (2) 多於單一物種採收 (3) 單一品種萃取 (4) 100%精油無添加	(1) 身心靈療癒（但遇某些禁忌用油個案，宜先確定摻雜品項之種類類別） (2) 勿直接接觸皮膚及黏膜組織

■ 表 3-2　精油等級識別與使用（續）

級次	名稱	內容物	使用歸屬
3	100%複方調和純精油	(1) 多於單一產區栽種 (2) 多於單一物種採收 (3) 多於單一品種萃取 (4) 100%精油無添加	(1) 身心靈療癒（但因內含精油品項與劑量已經固定，因此需依個案狀況詳加評估其合適性或加以調整） (2) 勿直接接觸皮膚及黏膜組織
4	修正純精油	(1) 栽種、採收及萃取不一定單一 (2) 為調整至所需精油之香氣、樣貌或化學特性，特別剔除、添加或予以修正	倘若剔除、添加或修正用意是為摒除缺點、增加可使用性，則或許可用於身心靈療癒
5	單方調和油	(1) 栽種、採收及萃取單一 (2) 添加 1 種單方純精油調和於基礎油脂	(1) 身心靈療癒 (2) 依調和比例，可就其單方精油特性、功能給予人體幫助
6	複方調和油	(1) 栽種、採收及萃取不一定單一 (2) 添加 2 種以上單方純精油調和於基礎油脂	(1) 身心靈療癒 (2) 依調和比例，可就其單方精油特性、功能給予人體幫助（但因其內含精油品項與劑量已經固定，因此需依個案狀況詳加評估其合適性或加以調整）
7	摻雜油	(1) 栽種、採收及萃取已不是考量重點 (2) 必須仍為精油基質，但為增加販售利益，以便宜精油取代或添加，佯裝成高等品項（如香蜂草）	(1) 依添加精油不同，其身心靈療癒功能變得不明確，因此療效未知 (2) 若顧客合宜，或許也可用以薰香，製造舒適情境氛圍
8	摻假油	(1) 栽種、採收及萃取已不是考量重點 (2) 為取得某種所需品質，添加色料、硬脂、乳化劑等廉價摻雜物	功用不明，忌為芳香療癒使用
9	化學調和油	未知	有害人體健康，絕對忌用

植物精油成分

每一種植物都含有許多分子量小於 100 到超過 1,000 的個別成分，蒸汽蒸餾只能提煉出最多分子量 400（大約）的植物成分。在香水或芳香療法專業術語中，精油成分的「注釋」是表示分子量。事實上，蒸汽蒸餾只能提煉出部分成分，這就是為什麼不一樣的萃取方法會產出不同的精油成分，並且精油為什麼常常與草本植物本身的作用不相同的原因（二氧化碳萃取法可以提煉出植物幾乎所有的成分，因此其精油和植物本身的功效較相似）。

一些例子顯示蒸餾加熱過程中，原本植物成分會做化學性的改變，因此精油在提煉後立即聞的氣味和擺放一段時間後的氣味是不相同的。植物成分的比例會因著蒸汽蒸餾程序而有所改變，醇類從酯類水解而來（在這裡，水解能解釋為水與精油某些成分的化學反應）。存在更多的水，就具更大的水解作用，因而造成精油產量的減少。這是為什麼蒸汽蒸餾法比水蒸餾法更好的主要原因。

蒸餾加熱過程中，有些植物成分會殘留在蒸餾水中（溫度可增加水的溶解性），譬如玫瑰凝露（花水）氣味非常芳香，並且它是具有價值的產品。

精油化學

精油主要的結構有醇類、醛類、酯類、醚類、酮類、酚類等，每一種芳香植物可能都含有數種到數百種的精油結構。例如，丁香精油中最高可含有 95% 以上的丁香酚(Eugenol)結構，而玫瑰則可能含有數百種不同的化學結構，還有許多無法判斷出來的微量物質。

• 烯類

精油是由許多化學結構所組成的，以萜烯類結構占最大部分，已知的結構為 1,000 種單萜烯及 3,000 種倍半萜烯類，分子結構輕且易揮發。單萜烯是萜烯類中數量最多的一群，依照其構造的差異還可以細分為好幾種，所有的萜烯類都以-ene 為字尾。單萜烯類結構容易氧化，與氧結合後則轉變為醇類。

　　芳香療法中，所有萜烯類都含抗菌的特性。常見的單萜烯包含了莰烯(Camphene)、水芹烯(phellandrene)、松油烯(pinene)、月桂烯(myrcene)、檸檬烯(limonene)，被認為具有抗腫瘤功效（Zheng 等人，1992；Gould，1997）。檸檬草(lemongrass, Cymbopogon citratus)的成分中發現月桂烯，其具有鎮痛的特性（Lorenzetti 等人，1991）。一般來說，單萜烯具有刺激的作用，如果使用一段時間則容易引起肌膚敏感。由於單萜烯不溶於水，香水工業使用單萜烯類時，往往都會移除精油中的萜烯類，以便製成花露水。

■ 表 3-3　烯類結構及其功效

結構	代表精油	功效
△-檸檬烯(△-limonene)	可在柑橘類果皮精油(60~90%)中發現此成分	抗腫瘤(Gould, 1997) 或許能溶解膽結石（Igimi 等人，1991）
月桂烯(Myrcene)	檸檬草、杜松	鎮痛（Lorenetti 等人，1991）

　　倍半萜烯的分子結構較大，氣味較強，具有抗發炎及殺菌的功效。由於它們仍是萜烯類結構，因此長時間下來仍會氧化為醇類。以廣藿香為例，氧化的結果有助於改善該精油的氣味。母菊天藍烴及丁香油烴(Caryophyllene)具有抗腫瘤的活性(Mills, 1991)。德國洋甘菊中含母菊天藍烴，依蘭依蘭則含有丁香油烴。

　　精油中還有非常微量的雙萜烯類，這些成分非常容易氧化為醇類。快樂鼠尾草中的快樂鼠尾草醇(sclareol)及綠花白千層的綠花白千層醇(viridiflorol)，都

是由雙萜烯氧化而來的。溶劑法萃取的精油中較容易出現雙萜烯，例如紫杉醇(Taxol)(Lewinsohn, 2001)。

■ 表 3-4　倍半萜烯類結構及其功效

結構	代表精油	功效
母菊天藍烴 (Chamazulene) 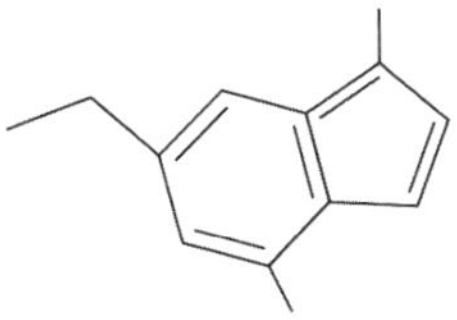	德國洋甘菊	抗發炎（Safayhi 等人，1994） 鎮靜（Yamada 等人，1996）
β -丁香油烴 (β -caryophyllene) 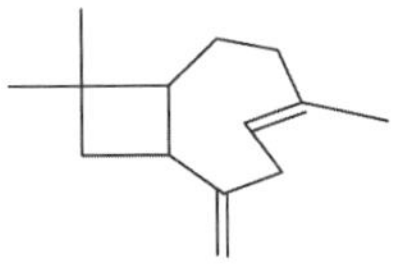	依蘭依蘭	抗發炎（Tambe 等人，1996）

- 醇類

　　萜醇類(Alcohols)是精油常見的化學結構，字尾均為-ol。醇類結構中，其中一個碳原子上會連著一個氫氧基。單萜醇通常具有殺菌效果，例如抗菌及抗真菌。

■ 表 3-5　醇類結構及其功效

結構	代表精油	功效
沉香醇(Linalol) 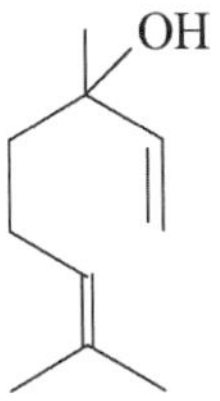 OH	真正薰衣草	鎮靜（Buchbauer 等人，1991；Re 等人，2000） 抗痙攣(Lis-/Balchin & Hart, 1999)

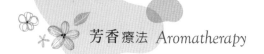

■ 表 3-5 醇類結構及其功效（續）

結構	代表精油	功效
香葉醇(Geraniol)	玫瑰草	抗真菌(Garson & Riley, 1995) 強化硫代反義寡核苷酸(SOD) 之抗疱疹功效（Shoji 等人，1998）
萜品烯四醇(Terpinen-4-ol)	茶樹	有效對抗綠膿桿菌（Budhiraja 等人，1999；Jedlickova 等人，1992）

- **酚類**

　　酚類(Phenols)結構係由本環連結一個羥基所構成，字尾與醇類一樣都是-ol結尾，但其功效卻大不同。精油中常見的酚類結構一共有四種：百里酚(thymol)、丁香酚(eugenol)、香芹酚(carvacrol)、蔞葉酚(chavicol)等。

■ 表 3-6 酚類結構及其功效

結構	代表精油	功效
百里酚(Thymol)	百里香、立比草 (Lippia sidoides)	抗細菌（Shapiro 等人，1994） 抑制新型隱球菌(Voillon & Chaumont, 1994)
丁香酚(Eugenol)	丁香花苞	鎮靜、促進血管擴張(Hume, 1983)

■ 表 3-6 酚類結構及其功效（續）

結構	代表精油	功效
香芹酚(Carvacrol) 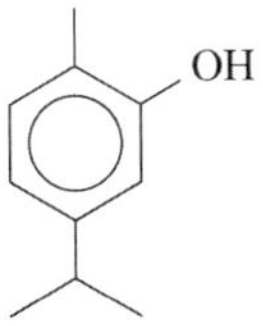	馬喬蓮	抗抽搐（Santos 等人，1997） 抗細菌（Consentino 等人，1999）

- 醛類

　　醛類(Aldehydes)結構的字尾通常是-al，大多具有鎮靜、鎮定的功效，植物中若含醛類往往會產生鮮明的氣味。

■ 表 3-7 醛類結構及其功效

結構	代表精油	功效
香茅醛(Citronellal) 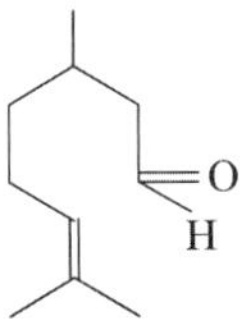	檸檬尤加利	抗真菌（Hmamouchi 等人，1990） 抗頭蝨（Mumcouglu 等人，1996）
橙花醛及香葉醇醛（檸檬醛）Neral & Geranial (Citral) 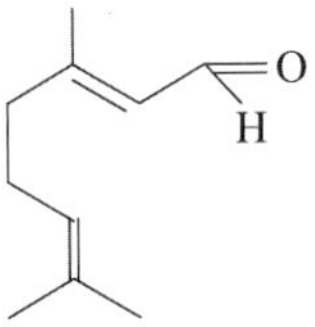	檸檬香茅	抗菌(Onawunmi, 1989)
肉桂醛(Cinnamaldehyde) 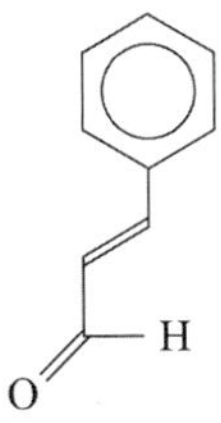	錫蘭肉桂	針對部分腸道的菌叢具有抑制功效 (Lee & Ahn, 1998)

- 酯類

當酸類結構與醇類結構產生反應時，便會形成酯類(Esters)，酯類的名稱則依反應前的酸類名稱而定。沉香酸(Linalyl acid)與醇類反應之後產生的酯類稱為乙酸沉香酯(Linalyl acetate)。純精油中通常不含酸類結構，純露中則含較多酸類結構。酯類結構的字尾-ate，具有抗痙攣及鎮定的效果，有些酯類結構具有抗真菌的效果。

■ 表 3-8　酯類結構及其功效

結構	代表精油	功效
乙酸沉香酯(Linaly acetate) 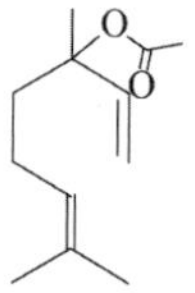	真正薰衣草	鎮靜（Buchbauer 等人，1997） 局部麻醉（Ghelardini 等人，1999）
乙酸香葉醇酯(Geranyl acetate) 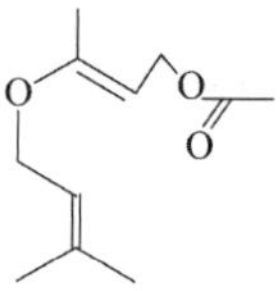	玫瑰草	促進膽汁合成（Trabace 等人，1994）

- 酮類

酮類(Ketones)構造係由醇類氧化而來，其中一個氧原子以雙鍵連結在一個碳原子上，並以單鍵連在另兩個碳原子。酮類結構幾乎都以-one 為字尾，唯一例外的則是樟腦(camphor)。

■ 表 3-9　酮類結構及其功效

結構	代表精油	功效
薄荷酮(Menthone) 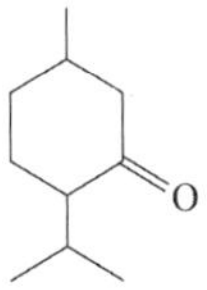	辣薄荷	抑制潛水夫症之血小板凝結症狀 (Murauama & Kumaroo, 1986)

- 內酯類

內酯(Lactones)結構中一定有一個氧原子以雙鍵連結在碳原子上，該碳原子則位於封閉的環狀結構中。內酯類常見於壓榨法所萃取的精油中，字尾通常是-lactone 或-ine。內酯結構在精油的結構比例中通常很低，但其祛痰及化解黏液的功效卻非常顯著。

■ 表 3-10　內酯類結構及其功效

結構	代表精油	功效
荊芥內酯(Nepetalactone) 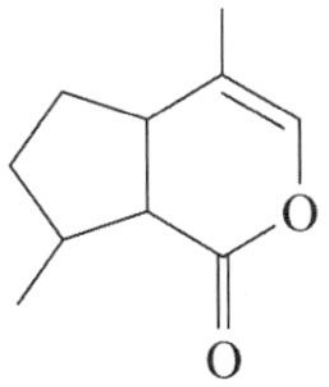	貓薄荷	鎮痛及鎮靜（Aydin 等人，1998）
土木香內酯(Alantolactone) 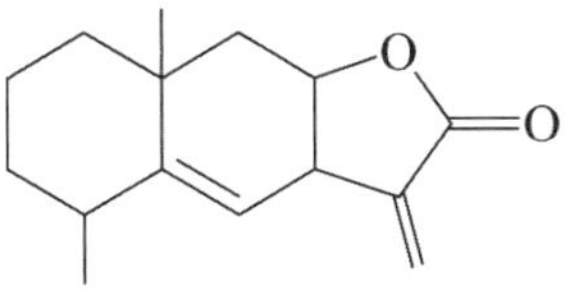	甜土木香	抗呼吸道發炎(Mazor, 2000)

- 香豆素

香豆素的字尾通常是 -one（發音時念作 own），例如繖形花內酯(umbelliferone)，或以-in 為字尾，例如香豆素(coumarin)，香豆素在精油中占的比例雖少，但作用很大。

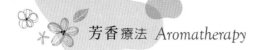

■ 表 3-11　香豆素與抗凝血藥物結構比較及其功效

結構	功效
香豆素(Coumarin)	強化酯類的抗痙攣效果(Franchomme & Penoel, 1991)
	改善淋巴水腫(Casley-Smith, 1999)
抗凝血藥物(Warfarin)	抗凝血(Budavari, 1996)

- 醚類

　　當一個苯環連著一個氧原子，該氧原子再連結甲基或乙基時，就形成了醚類(Ethers)結構。口服含有醚類結構的精油時，可能會引發神經迷幻作用。

■ 表 3-12　醚類結構及其功效

結構	代表精油	功效
反式茴香腦(Transanethole)	茴香	雌激素活性(Albert-Puleo, 1980)

■ 表 3-13　植物精油成分屬性總表

類別	化學成分	含此成分精油	特性	化學名稱
Monoterpene hydrocabons 單萜烯	檸烯、蒎烯、香葉烯、萜品烯、p-傘花烴	大部分屬於橘子類的油、檸檬、葡萄柚、柑橘和杜松、松木	· 殺菌、抗感染 · 幫助消化 · 止痛 · 促進循環 · 可能造成皮膚不適	—ene
Sesquiterpent hydrocarbons 倍半萜烯	甘菊環烴、丁香烯、甜沒藥烯、法呢烯	德國洋甘菊、永久花、西洋蓍草	· 抗組織胺、抗發炎 · 抗病毒、抗痙攣 · 抗過敏、安撫皮膚 · 止痛 · 提振副交感神經	—ene
醇類(Alcohols) Monoterpene alcohols 單萜烯醇	沉香醇、香葉草醇、萜品醇 1-4、薄荷醇	薰衣草、薄荷、苦橙、紫檀木、茶樹、馬喬蓮	· 防腐劑、殺菌 · 抗病毒、增強免疫力 · 利尿 · 鎮定安撫、促進交感神經	—ol
Sesquiterpene alcohols 倍半萜烯醇	甜沒藥醇、檀香腦、法呢醇	德國洋甘菊、檀香木、玫瑰	· 殺菌、抗發炎、抗過敏 · 提振免疫系統 · 平衡內分泌腺體 · 促進細胞修護與新陳代謝	—ol
Phenols 酚類	瑞香草酚、香芹酚	麝香草、馬喬蓮、香旱芹菜	· 強力殺菌、增強免疫力 · 抗微生物、抗病毒 · 止痛、激勵免疫系統 · 容易刺激皮膚、潛在毒性	—ol

■ 表 3-13　植物精油成分屬性總表（續）

類別	化學成分	含此成分精油	特性	化學名稱
Aldehydes 醛類	香茅醛、檸檬醛、橙花醛	檸檬草、香茅、香蜂草、尤加利樹	· 抗發炎、抗真菌、抗感染 · 鎮靜、安撫神經系統 · 降血壓、退燒、抗紅腫 · 緊實肌膚	—al
Esters 酯類	乙酸沉香酯、香葉草酯、柳酸甲酯	羅馬洋甘菊、鼠尾草、薰衣草	· 抗痙攣、抗真菌 · 止痛、溫和的抗發炎 · 鎮靜、助眠、安撫中樞神經 · 促進細胞再生	—yl —ate
Ketones 酮類	松坎酮、銩酮、樟腦、長葉薄荷酮、馬鞭酮	永久花、山艾、牛膝草、胡薄荷、苦艾、東方側柏	· 促進組織形成 · 化痰 · 活血化瘀 · 促進膽汁分泌／利肝 · 消炎鎮靜 · 對神經有潛在毒性	—one
Lactones 內酯	香甘油內酯、香豆素	佛手柑	· 光毒 · 化解黏液 · 化痰	-lactone -ine
Ethers 醚類	丁香酚、茴香腦、草蒿腦	艾屬香草、大茴香、紫蘇	· 平衡自律神經 · 抗痙攣、祛風 · 止吐、止痛 · 鎮靜	—ol

■ 表 3-13　植物精油成分屬性總表（續）

類別	化學成分	含此成分精油	特性	化學名稱
Oxide 氧化物	1,8-桉樹腦 1,4-桉樹腦	尤加利樹和大部分屬於桃金孃科家族的油	・祛痰劑、止咳化痰 ・激勵循環 ・增強免疫系統 ・抗病毒	—ole

植物精油的自然特性

　　認識植物精油的自然特性，能給予使用者較佳的療癒能力。

・精油微溶於水，當使用精油於泡澡時，須加入純精油均勻液混和。

・某些精油對於太陽光中的 UV 光（紫外線）具感光反應。（參考使用禁忌）

・精油對熱敏感。

・精油受到環境條件和提煉情況的影響，都具有其特殊獨特的氣味。

・與其他精油混合時，不會失去它們個別的特性，這個稱為協同作用。通常一種精油與其他精油相混合時，將會提高或加強某種特性。

・精油可依揮發速度分低、中、高三等級，最早揮發的高調以柑橘類及薄荷類為主，介於中間的是花草系，揮發速度最慢的低調以樹脂、樹木類為主。

・精油濃度呈多樣化，如有些精油較稀薄像水一般（檸檬或薰衣草精油），而其他某些精油較黏稠油膩（刺蕊草或沒藥）。將精油滴在面紙上，許多精油會完全蒸發，但某些精油會遺留下色斑或痕跡。

・容易與基礎油和基礎霜相混合。

・精油是濃度強、揮發性高、燃點低，容易受紫外線傷害而變性的物質。

・柑橘類精油因含有烯的成分較高，因此儲存的壽命較短。

・樹脂類精油濃度最高，較不易揮發，最為穩定，香味及效果較持久。但隨著時間變長也變得較稀淡，至於氣味卻反而更醇厚。

植物精油的芳香氣味

在芳香療法中所使用的純質精油具有特殊獨特的芳香氣味，有些精油氣味和植物本身所產生的氣味相同，像是薰衣草，但有些其他精油並不如我們預期的，如同玫瑰精油絕不可能像我們記憶中的玫瑰叢氣味一般香甜。

在熟記精油氣味時，吸入時深深地吸氣，把氣味吸進胸腔。不同精油所蘊含的化學成分不同，氣味也不一樣，有些差別不大，有賴於長期聞香累積的經驗。

・嗅覺心理學

氣味刺激對嗅覺的反應為：「像是分子藥理學般，如某些精神科藥物對情緒帶來的變化」。對愉悅氣味的反應是在淺意識中進行的，雖然嗅覺神經的連結與生理上的變化都指出，這種反應是一種情緒性及荷爾蒙的特質。透過精油的氣味而影響心理狀態的四種機制，這些機制分別為類藥理性的、語意性的、享樂性的及安慰性的。類藥理性的機制指的是吸入精油的氣味後發現在血流中有少量的精油成分，語意性的機制是生活經驗中的氣味，享樂性的機制是吸入精油後產生愉悅或不悅的感覺，安慰性的機制是期待吸入精油後產生的反應。

心理芳香療法（環境香氛）也可使用來影響人的心情，透過下意識氣味的作用來改變他人的看法，在這方面進行的研究已有相當數量，結果顯示使用這種芳香療法可以激勵或影響人們(Kirk Smith, 1993)。對芳香而言，不一定要保持清醒才能在人的生理上受到影響，睡著時味道的刺激作用仍然存在。芳香似乎能改變受試者腦電波(EEG)的結果及血壓，但無法影響呼吸。學習的記憶也是一種對氣味的反應，透過經驗而記取教訓。例如創傷與芳香的連結，當再次聞到令人恐懼的味道，或觸發最初經歷的情緒。

・費洛蒙

氣味對生活來說非常重要，氣味是一種語言、一種溝通的方式，我們不由自主地透過下意識的氣味來溝通：費洛蒙(Pheromones)。我們談到「嗅出危險」，就代表某人或某事「嗅出差錯」，或指的是「嗅出問題」，不知不覺中我們

透過氣味來選擇朋友或伙伴。氣味始於新生兒對母親的辨認(Macfarlane, 1975)，並延續到老年，即使是下意識的氣味也很重要。伙伴、戀人和朋友都是透過稱為費洛蒙的下意識氣味來選擇的(Watson, 2000)。費洛蒙是一種會不自主地散播到空氣中的化學物質，會影響相同物種的生理或行為。

費洛蒙是由一位德國生化學家阿道夫‧布特南特(Adolph Butenandt)於 30 年代發現的，並於 1939 年因致力於人體荷爾蒙的研究而獲頒諾貝爾獎。雖然我們可能無法意識到他人的費洛蒙，但費洛蒙是真正吸引他人的原因。費洛蒙以一種下意識的方式發揮作用，意味著人們沒有意識到它的存在，但他們的確感覺到「某些事」變了。每個人身上的氣味都是獨一無二的一種「氣味印記」。一種稱為警犬的電子儀器，是一隻人造嗅覺警犬，製於英國劍橋大學，這個儀器可以辨認出人的氣味印記，並可記錄個人的獨特氣味，在世界的任何地方都可以識別出此人獨特的氣味印記。

植物精油之作用

1. 具有殺菌功能，可以淨化空氣，並具有天然的防腐特性。

2. 幫助循環代謝，可預防感冒、抗發炎、抗病毒並提高免疫力。

3. 促進食慾及膽汁分泌。

4. 可以振奮精神、愉悅心情，平衡身、心、靈，舒緩情緒壓力。

5. 提供細胞營養。

‧ 淨化空氣

純質精油可淨化空氣、產生陰離子，有助於淨化吸菸室之空氣、強化肺功能、減緩感染胸腔方面疾病，更有清肺功能而促進攝氧量。當精油分子於空氣中擴散時，可減少 50%以上的室內細菌作用，對於飼養寵物之個人或家庭是一大福音。

- **輔助療法**

　　如果對精油有充分的瞭解且搭配正確的使用方法，那麼芳香療法將是傳統醫療最佳的替代療法或是輔助療法之一。精油可治療全身的症狀而不受限於某種特殊狀況，幾乎任何人都可能從中得到好處，如：在某種特殊狀況下癌症是不可進行按摩的，除非經過主治醫師同意且由專業治療師操作，但是芳香療法確實可以幫助患者放鬆情緒，在歐美的一些公私立醫院都有正面的臨床經驗。另外，在英國的醫院也已經穩定使用芳香療法來幫助患者做復健，利用精油取代鎮定劑使用於開刀前後和一些外傷的修復。

精油成為抗菌劑的可能性

　　精油不只有令人愉悅的芳香，它還有許多特殊抗菌、抗病毒、抗真菌的特性，以精油來對抗瘟疫已有一段很長的歷史。許多歐洲的香水和手套製造商能逃過黑死病，可能是因為手套製造商以精油浸染手套，香水則是由精油製成。薰衣草可有效對抗具抗藥性之金黃色葡萄球菌。諾斯特拉達姆士(Nostradamus)應該是以壓碎的玫瑰放在病人舌下成功治療鼠疫。

- **針對精油抗菌特性的研究**

　　精油對細菌和病毒的主要作用似乎是在它們的細胞膜上(Harris & Harris, 1995)，精油似乎可改變細胞滲透壓的調節功能（Savion 等人，1984）。

- **芳香抗菌學(Aromatogram)**

　　許多精油如同人工合成抗生素，能夠有效對抗特定病原體，此項技術必須瞭解哪種精油能對抗哪些感染。傳統醫藥通常使用棉棒於傷口或喉嚨採集分泌物，或是尿液和血液樣本，再送到實驗室培養確認是何種病原體。

　　Gattefosse 在法國使用完全相同的採樣原則，稱為抗菌圖譜(antibiogram)，之後又更名為芳香抗菌學。採集步驟唯一不同的是，抗菌芳香學是將精油取代抗生素加在 Petri 培養皿(Petri dish)。

植物精油產量

從植物原料提煉出的精油平均產量約為 0~2%，即 100 公斤植物原料可生產出 0~2 公斤精油（1 公斤精油大約相等於 1 公升），許多因素會影響精油的產量，如：

- 季節：精油含量隨著開花期而增加，花季結束後下降，開花植物即受此影響。

- 時間：收割時間影響著精油產量，如肉荳蔻鼠尾草中午採收時精油產量為 0.6%，晚上為 1.5%。

- 植物原料的狀態：乾燥和新鮮植物原料之間有差異，因為新鮮材料還有水分。有些植物原料必須在新鮮狀態下蒸餾，因為收割後精油會逐漸喪失（如香水樹）。有些植物原料必須在未完全乾燥狀態下蒸餾，才能啟動分解程序取得皮下油脂線體（如刺蕊草葉片）。另外有些植物原料必須在蒸餾之前呈現完全乾燥和壓碎至粉末狀態。

植物精油品質

精油品質受到許多因素影響，包括土壤類型、氣候、地理位置、海拔、化肥與農藥使用、收穫時間、遺傳學、植物年齡、蒸餾精油的溫度、時間、次數等。

- 環境差異：土壤型態、水壓、氣候、肥料或化學藥劑的影響。

- 植物材料的狀態：許多作物可以在乾燥或新鮮狀態下蒸餾（塔斯馬尼亞薰衣草在新鮮狀態下蒸餾，大多數的法國薰衣草則在乾燥情況下蒸餾），在品質方面這點並不是一個負面因素。值得注意的是在乾燥過程中會發生化學變化，因而影響精油的成分。

- 植物原料的年齡：植物有特定的成熟期，假若植物原料提早被收割，精油成分會因為成熟程度而改變，因此植物會因摘取嫩株或老株而產生不同品質的精油。

- 採收時間差異：以鼠尾草為例，不同時期採收的鼠尾草含有不同比例的成分，研究發現鼠尾草的含量在開花後最高。

- 蒸餾時間：每種精油依照許多因素而有不同的蒸餾時間長短，蒸餾時間的縮短或延長，都會導致精油因為成分的改變而有所不同。

- 基因型及化學型差異：植物基因型所導致的精油差異主要發生在脣形花科植物，這是因為脣形花科植物以雜交種著稱。

　　影響精油的品質有許多因素。植物的化學組成分皆取決於氣候和環境（如降雨量、日照、土壤酸度、海拔）和汙染(Guenther, 1972)。同物種的玫瑰種植在保加利亞與在英國的化學成分會有些差別；相同地，種植在高山上的真正薰衣草會比在靠近海岸的含有較多的酯類，抗痙攣作用也更強。真正薰衣草若是在高海拔蒸餾萃取亦可取得較多的酯成分，真正薰衣草精油具有較高比例的酯類，可使氣味更溫和香甜。而確定精油成分最簡單的辦法是利用現代分析方法和用鼻子。

- **精油純度分析檢測**

　　氣相層析與質譜儀(GCMS)是一個確定純度上最重要的檢測儀器。氣相層析(GC)的部分是將精油分離成單獨成分（如芳樟酯），顯示其相對濃度，由電腦列印顯示連續性的高峰。較輕的分子會先形成高峰，而質譜儀(MS)則是鑑定這些高峰。雖然 GCMS 能辨識和量化學成分，可是無法完全察覺出被添加進去的合成化學物質或已變質的精油。

　　第二重要的分析方法是透過光學旋轉。精油分子具有旋轉平面偏振光的能力，可藉由光電旋光計來測量。分子逆時針旋轉稱左旋或簡稱 L，順時針旋轉稱為右旋或 D，會顯示於分子名稱中，例如 D－檸檬烯。光旋角度是辨識精油的重要物理特性，幾乎所有精油都具光學活性，此測試能夠顯示改變旋光度的合成化合物。

另一種分析方法是折射率。當光線穿過液體會折射，折射是可以測量的，特定精油會有特定折射率。科學上它是光在真空中的一個特定速度，與光在某種媒介及特定溫度下速度的比值，重要的是測試必須在同一溫度下進行以做為參考標準。

第四種分析方法是紅外線測試。電磁輻射可透過精油並產生一種如精油指紋般的頻譜，可明顯分辨精油的真偽。

第五種重要的分析工具是鼻子。第一次體驗精油可能很難察覺出合成精油與天然精油的差異，但是如果耐心以鼻子學習、正確地試用精油，不要直接打開聞氣味，取而代之，滴 1~2 滴到特殊的試聞紙上，蓋起瓶蓋，將試聞紙拿至約距離臉前 6 英吋的位置，慢慢左右來回移動，閉上眼睛可幫助集中精神。然而因為香氣傳到大腦的不同部位，兩側的嗅覺會有所不同，一側可能會比另一側感覺到更多甜蜜氣味。可將香氣分為 0~10 的等級：0 表示強烈不喜歡，10 表示非常愉快的氣味。第一次要嗅吸純正知名品牌，將氣味牢記，然後再嘗試其他精油作比較，受過訓練的鼻子是找出精油是否純正的重要設備。

植物精油的標準包裝與標示

- 植物的拉丁學名：植物拉丁學名可辨識植物品種，正確的品種對於具功效的治療運用是相當重要的。

- 正確的香味：每種精油的獨特氣味可幫助辨識精油，有時候可顯示出精油的狀態。

- 深色玻璃瓶：精油對熱相當敏感，甚至瓶子中氣溫上升都會啟動氧化作用，因而降低精油品質。

- 瓶口的滴塞：精油的使用都以滴數計算，因此應該有一些有效分配精油滴量的工具。

- 使用指示：使用劑量（滴數）和方法。

- 使用禁忌：應列出使用方法和禁忌兩項指示。

- 生產批號／有效期限：精油不能永久保持良好的狀態，只有部分精油可保存很長的時間。這方面訊息是很重要的，因為有些精油可能在特定期間後喪失它的治療功效。

- 費用：購買精油時，往往會討價還價，但是沒有既是便宜、具療效又是高品質這樣的精油。一般而言，假若你想要有好的功效，就必須付出高品質的純精油的實際價格。

- 一般資訊：精油的供應商應該要回答你有關於精油的問題，並且提供你額外的資訊，例如原產地、萃取方式、化學結構等。

植物精油的保存方式

　　精油應該被儲存在陰涼處，如櫥櫃（旁邊沒有熱源）或特殊盒子中，於有效期限內使用。良好的使用習慣如下：

- 存放於深色遮光瓶內：需避免光、熱影響精油本質，破壞分子結構。

- 隨手鎖緊瓶蓋：避免遭受空氣氧化，造成香氛活性揮發，以維持其化學分子作用。

- 避免陽光照射，注意存放地點的溫度：當精油放置處超過 24 ℃ 時，則其內化學異變性將增加一倍的風險，因此低溫儲存可避免精油變質。

- 標準標註：註明品名、學名、生產日期、開瓶日期、謹記精油保存期限，並盡速用完。

- 移入較小的容器中，減少容器中的空氣量，或者分瓶使用：如果一次購買的精油超過 15mL，建議將精油分裝到數個較小的容器中，以防止多次開瓶造成氧化變質。

- 遠離兒童與寵物。

- 遠離火源：因精油具易燃特性。

- 使用玻璃瓶存放：由於精油的濃縮特質，切忌將純質精油存置於玻璃瓶以外的容器，恐有穿透塑膠造成金屬容器腐蝕疑慮。

- 瓶身直立擺放：避免塑膠滴頭被侵蝕變形。

- 忌搖晃：根據精油的黏度不同，精油滴速會有快慢差異，宜耐心等候，切忌搖晃甩灑。

- 保持瓶口潔淨。

植物精油之價格

　　植物精油的品質與價格依據很多因素而定，例如原料產地的不同，另外採收過程、收穫季節、生長種植方式、有機或無機栽培、儲存狀況、提煉方式等，也一樣會影響精油的品質及售價。多數的植物精油價格不便宜，是因為需要大量的原料、經過繁複的過程、細心照料才能取得，尤其是花瓣的萃取困難度特別高，因此價格昂貴。自古以來，有很多精油的零售價格遠遠高於黃金的售價。

　　影響精油價格的因素很多，列舉如下：

1. 植物所含精油的比例：同樣以蒸餾法取得之精油，即使平價如薰衣草精油，也需要 100 公斤的薰衣草原料，才能蒸餾出不到 1 公斤的薰衣草精油；昂貴的「精油之王」－玫瑰，至少需要超過 60,000 朵的新鮮玫瑰，才能萃取到 30 毫升的玫瑰精油；而生產 1 公斤左右的「精油之后」茉莉精油，則需要 80,000 朵手工摘取的茉莉。

2. 植物的成長、繁殖所需時間：譬如檀香木須待樹齡 30 年、生長超過 9 公尺高的時候，才能砍下蒸餾。

3. 精油萃取方式：超臨界二氧化碳萃取法的儀器與設備昂貴，相對於傳統方法價差甚多。

4. 其他因素：各地人工成本差異（不同國民所得）、原物料價格高低（不同物價水準）等。

　　市場上有許多精油都以摻雜它物來降低成本，包括低價精油、安定油(Fixed oils)、異丙醇、人工合成酯類(Synthetic Ethers)，這些參雜物會降低精油療效，市面上價格異常的精油多屬此類。

植物精油的選購要點

1. 純度、品質與香氣。

2. 確認中英品名與拉丁學名的一致性。

3. 植物種植地確認。

4. 有機精油商標與認證。

5. 詳讀是否稀釋於某種精油。

6. 價格定位。

7. 最佳使用日期。

8. 精油來源。

9. 瓶標確認。

10. 進行紙巾測試。

3.2　使用精油之注意事項

　　精油的薰香對中樞神經系統具有影響力，許多香氣對於我們的情緒、心靈、壓力釋放以及降低血壓方面，都具有顯著的改善成效。薰香可以分為直接薰香與間接薰香，而薰香時要注意保持空氣的流通。

皮膚反應

皮膚測試中的不良反應可分為刺激性、過敏性敏感和光毒性。有些精油未經稀釋就使用在皮膚上是很危險的，包括成分中含有較多酚類或芳香醛的精油（如肉桂醛），另外還有一些含氧化物的精油也會刺激黏膜。在法國有許多以高度稀釋富含酚類的精油製作成萬金油（治療疼痛和扭傷的藥膏）用於治療感染，成分中含有 60%的精油，包括玉桂、丁香、樟腦。但萬金油(Tiger Balm)不適合塗抹在抓傷過的皮膚表面及嬰兒皮膚，會產生刺痛不舒服的感覺。若需要使用高濃度或未稀釋的精油，Guba(2000)建議採用 90%無刺激性的精油加入10%酚類精油。

相較於毒性來說，皮膚的敏感與刺激反應是較不受關注的議題，但這兩個名詞卻很容易被誤用，因為精油最常被直接用於皮膚上。精油常與植物油或其他基礎物質混和稀釋才使用，但這並不保證完全的安全，因為即使只含有極微量的過敏原，嚴重的過敏反應仍極有可能在我們重複接觸後產生，如：肉桂皮易引發皮膚過敏，因所含肉桂醛成分易刺激皮膚產生紅與熱反應。因此正確認識精油的類別是非常重要的。

刺激性

因精油成分中的刺激性成分所引起的皮膚過敏是立即性的，通常會產生紅疹或灼傷。最常見的刺激性成分是酚類（存在於丁香、馬喬蓮和百里香）或芳香醛（存在於肉桂）。過敏反應的感覺若是灼熱感，則需立即以植物油稀釋，再以溫水和無香料肥皂沖洗。不要一開始就用水沖洗，因為精油不溶於水。純天然精油稀釋至 2~5%卻產生立即性的刺激是不常見的，在較高濃度才有可能會出現過敏現象。精油成分中若含較高比例的酚類或芳香醛，不可未經稀釋就使用在皮膚上。

過敏性反應

　　造成皮膚過敏的因素也可能是因使用的化學產品本身或產品的萃取方式。化學溶劑不會被用在精油中，因溶劑萃取而得的為原精，而非精油。過期的柑橘類精油（如橘子、佛手柑和檸檬），成分中含有萜類會氧化而導致過敏，壓榨取得的精油很容易變質，開瓶後應在 6 個月內用完。對精油敏感是一種過敏性反應（接觸性皮膚炎），第一次接觸時也有可能沒有任何狀況，常見的情況是使用後數十秒至數分鐘之後，才感受到刺痛、紅腫，包含起疹子、打噴嚏或呼吸急促。然而，類似的事件也會發生在對藥物的敏感（如青黴素）。雖然精油的使用已有數千年之久，但少有對精油敏感、敏感或死亡的案例。

　　當臉部或身體使用精油而引起過敏時，絕大多數人會使用「水」來清洗，但正確是應該要使用「植物油」反覆塗抹於傷處，植物油的選擇，應挑選質地厚重、不容易為肌膚吸收的類型（如眼睛部位接觸到精油，則必須要使用「水」來沖洗）。

精油對光的敏感性

　　光敏感是指曝曬於陽光 UV 紫外線，或某些會曬黑肌膚的燈光下而造成肌膚的反應作用。光敏感是因為精油的成分、皮膚和紫外線三元素交互作用產生，代表的是暴露於日光或自然太陽光輻射線下會導致皮膚過敏。造成光敏感最常見的是呋喃香豆素，檸檬精油含氧化前胡素與佛手柑內酯，兩者皆為呋喃香豆素，會產生光敏感反應，此外萊姆和苦橙精油也含有這些成分。歐白芷根精油也含有呋喃香豆素，也會產生光敏感(Tisserand & Balacs, 1995)。一般人都認為提煉自果皮的柑橘類精油都具感光反應，但這並不是事實，如下所示。

- **具感光反應的柑橘類精油**
  佛手柑 Citrus aurantium ssp bergamia
  檸　檬 Citrus limonum
  萊　姆 Citrus aurantifolia（冷壓萃取）
  苦　橙 Citrus aurantium ssp arama

- 不具感光反應的柑橘類精油

  萊　　姆 Citrus aurantifolia（蒸餾萃取）

  甜柑橘 Citrus sinensis

  桔　　子 Citrus Madurensis

  紅　　柑 Citrus reticulata

  葡萄柚 Citrus paradisi

　　另外，非萃取自果皮，但具有柑橘氣味精油不具光過敏反應的有檸檬草、山雞椒、香蜂草。

[精油使用時間]

　　由於提神精油對於交感神經系統具有興奮的功效，在睡前不宜使用提神精油，容易導致亢奮或失眠發生。而駕駛時則避免用放鬆精油，放鬆精油對交感神經具有舒緩功效，會讓駕駛者注意力不集中或應變速度遲緩。

3.3 植物精油調配原則

　　調配精油有許多的樂趣，並且是實行芳香療法最有效的方法。調油時，因精油的協同作用，精油結合後會產生比單獨使用單種精油更大的效果。調配精油相當簡單，以下提供一些簡單的指引。

1. 假若精油標準量為 6 滴，表示各種精油總合量為 6 滴，不是每種精油各加 6 滴。

2. 假若需要特定的治療效果（如肌肉痠痛），精油的選擇應以其功效為優先選擇，香味的喜好則居次。而當目的是在調整情緒反應時（如放鬆），精油的氣味則是考慮的重點。唯一的例外是頭痛或偏頭痛，應優先選擇喜好的氣味，否則在不適合的氣味中可能會更加重不適感。

3. 避免將具有相反療效的精油調配在一起（如放鬆和激勵），除非只有這些精油才能達到特定的身體療效。

4. 不要考慮到調配油的因素或高、中、低度氣味，這些氣味等級不能提高芳香療法的功效。

5. 混合少量的精油，經常性使用。

6. 調配油中精油的種類盡量以 3 種為主，以達到最大的療效。

7. 柑橘果皮類精油，如檸檬和甜柑橘，可加入花朵類精油取代芳香甜美氣味，或是加入草類精油中取代強烈氣味。

8. 一開始先以精油總量的一半調配，檢測氣味，然後加入剩下的滴數調整出喜愛的氣味。假使一開始使用總滴量，然後才發覺不喜歡這瓶調油，就沒有機會可以調整了。

調香與調油

　　對於心理與情緒因素所產生的壓力，精油調油可以幫助個案做很好的舒壓；此外，當牽涉到壓力與情緒問題時，氣味是否為個案所喜好，將是最重要的考量因素，因為嗅覺與心靈有密切的連結，這亦是芳香療法對壓力的紓解與情緒紓緩之所以能產生巨大療效的原因。以下將介紹精油之調配，包含使用工具、調配比例之計算及調配方式和原則。

簡單計算精油濃度的方法

　　一般我們以 1 毫升＝20 滴來換算。

1. 每 5 毫升的基礎油，加入 1 滴的精油，濃度為 1%。

2. 每 5 毫升的基礎油，加入 2 滴的精油，濃度為 2%。

3. 每 5 毫升的基礎油，加入 3 滴的精油，濃度為 3%。

4. 每 5 毫升的基礎油，加入 4 滴的精油，濃度為 4%。

5. 每 5 毫升的基礎油，加入 5 滴的精油，濃度為 5%。

6. 每 10 毫升的基礎油，加入 1 滴的精油，濃度為 0.5%。

調配精油所需工具

1. 基礎油：可依使用目的，選擇適合的基礎油。

2. 量杯、試管：調配基礎油與精油劑量的玻璃容器，不可使用塑膠製品。

3. 精油：依使用目的選擇單方精油，可準備 3~5 種。

4. 精油瓶：使用深色玻璃瓶。

5. 標籤：貼於瓶身，註明調製日期、調製精油與濃度，若是調製按摩油，必須標明基礎油名稱，也必須考量基礎油氧化問題，不建議一次調製太多，以 3 個月內用完為最長期限。

複方精油的調配方式

何謂複方精油？複方精油是將數個單方精油混合後的精油，它仍是 100%純精油，並非單方精油與基礎油的混合，所以複方精油在使用前仍需與基礎油混合後才能使用；複方精油可以調製為香水使用，也可以加入基礎油用於按摩。

香水調製

調製香水必須選擇自己喜歡的氣味，可以選 3~5 瓶單方精油混合，可先將兩瓶精油瓶蓋打開，放在鼻下約 5~6 公分處，輕輕打圓晃動，讓精油香氣慢慢釋放出來，如果氣味是你不喜歡的，就要再換另一個組合；若是覺得氣味太強烈，把它拿遠點再慢慢靠近，直到自己喜歡的組合出現，就可以開始調製屬於你個人的香水。調製香水時建議，兩個精油先晃動混合後，再加入第三個精油，依此類推。

精油的調性特質

・氣味分類

1. 花朵香調精油，給人優雅華麗的印象，如：玫瑰、橙花、茉莉等。

2. 異國情調精油香味獨特，易使人聯想到特定事物，如：玫瑰草、刺蕊草等。

3. 草本調精油感覺像青草般清爽香氣，如：薰衣草、迷迭香等。

4. 木質調精油沉穩寧靜，如：絲柏、雪松、杜松等。

5. 果香調精油又可稱柑橘香調，以柳橙和佛手柑為主，香味活潑，如檸檬及葡萄柚等，味道清新。

6. 香料調精油，辛辣及刺激的香味，如：肉荳蔻、茴香、黑胡椒等。

7. 樹脂調精油，樹枝的煙燻甜味，除了厚重的感覺，也深具層次，如：乳香、沒藥、安息香等。

　　一般而言，柑橘（果香）調精油最易與其他精油混合，但與木質調或樹脂調無法融合；木質調與所有調性精油均可融合；花朵香調與柑橘（果香）調及木質調精油也是不錯的組合；而草本調精油具青草與花朵氣味，與花朵香調精油也可以成功的調合。香料調精油在調油只適合少量使用，易搶其他調性氣味；柑橘（果香）調與樹脂類無法互相融合；樟腦氣味的精油不適合與花香調、水果調性的精油搭配，最適合與木質調或藥草調的精油搭配。因為調油原則並非一成不變，所以調油一定要透過不斷的練習，便能快速找到適合調香的油。

・揮發速度

　　在調油有時也需要考慮精油的揮發速度，揮發度是以物質接觸空氣後消失的速度來訂定，香水業者依屬性劃分為前調(top note)、中調(middle note)、基調(base note)(Price, 1983)，此分類可顯示出精油的揮發速度及多久會失去效力。氣味頂端的高調香味可能會持續幾小時、中調可能會持續幾天、基調可能會持續幾週（表 3-15），判斷方式是將精油置於室溫當中，以香氣持續時間來劃分。

當精油揮發的同時，成分中某些部分與氧氣結合被帶到空氣中，此過程為氧化，精油氣味會因氧化揮發而減少及改變，揮發速度則取決精油成分，柑橘類精油（如檸檬或葡萄柚）的揮發速度比花瓣類精油（如玫瑰）快，因此柑橘類精油氧化速度很快，揮發最慢的精油是樹脂類和木質類。

高溫和陽光會加速氧化，而氧化會影響到精油的氣味和治療效果(Tisserand & Balacs, 1995)，例如醇類與氧結合成醛(Bowles, 2000)。

19 世紀，化學家兼調香師比斯先生 Septimus Piesse（1855 年）建立了一套香水音階分類系統(Poucher, 1993)。1923 年，普歐徹(Poucher)在 Piesse 建立的分類基礎上，以香水蒸發速度從 1 到 100 來制定分類法。香水蒸發快的(1~15)稱為前調，例如橘子(2)、肉荳蔻(11)。中調(16~69)，如馬喬蓮(18)、香水樹(24)及玫瑰(43)。基調持續時間最長(70~100)，例如當歸(94)。香水持續時間越長，蒸發就越慢（例如乳香、廣藿香、檀香、巖蘭草）。Poucher 分類系統於 1991 年進行更新，直到今天香水業仍在使用(Poucher, 1993)。

1. 高音：香氣持續在 24 小時內，這類精油能振奮精神、香氣較刺激，如：薄荷、葡萄柚等。

2. 中音：香氣持續在 72 小時內，這類精油會令人感到平衡與和諧，如：薰衣草、迷迭香等。

3. 低音：香氣持續在一週，這類精油給人寧靜沉穩的感覺，非常適合用於靜坐冥想，如：檀香木、巖蘭草等。

■ 表 3-14　精油的調性特質

精油調性	揮發性	代表植物	主要功能
高音	快	柑橘、香料類	提振精神、促進代謝
中音	中	繖形科、柏科類	消炎、鎮靜、止痛
低音	慢	花香、樹脂類	舒緩安神、穩定情緒

　　高音的精油如同香水中的前味，是最快散發出來的；中音的精油如同香水的中味；低音的精油就是香水的後味，是帶有沉穩氣味也是持續最久的。對於高音、中音、低音的調配可以 2:2:1 的比例為調油參考，且有一些油非常容易改變整個調油氣味調性，在使用時要少量，如：丁香、肉桂、薄荷、培地草、岩薔薇、德國洋甘菊。

■ 表 3-15　精油的高中低音一覽表

精油	揮發度	精油	揮發度
羅勒 BASIL	高	馬喬蓮 MARJORAM	中
佛手柑 BERGAMOT	高	山雞椒 MAY CHANG	高
雪松 CEDARWOOD	低	甜柑橘 SWEET ORANGE	高
快樂鼠尾草 CLARY SAGE	中	玫瑰草 PALMAROSA	高
絲柏 CYPRESS	低	刺蕊草 PATCHOULI	低
尤加利樹 EUCALYPTUS	高	薄荷 PEPPERMINT	高
乳香 FRANKINCENSE	低	苦橙葉 PETITGRAIN	中
天竺葵 GERANIUM	中	迷迭香 ROSEMARY	中
生薑 GINGER	低	澳洲檀香 AUSTRALIAN SANDALWOOD	低
葡萄柚 GRAPEFRUIT	高	紅柑 TANGERINE	高
杜松 JUNIPER	中	茶樹 TEA TREE	高
薰衣草 LAVENDER	中	麝香草 THYME	高
檸檬 LEMON	高	香水樹 YLANG YLANG	中低
檸檬草 LEMONGRASS	高	黑胡椒 BLACK PEPPER	中低
萊姆 LIME	高	茴香 FENNEL-SWEET	高
德國洋甘菊 CHAMOMILE GERMAN	中	肉荳蔻 NUTMEG	低
茉莉 JASMINE	中	香茅 Citronella	高
沒藥 MYRRH	低	綠花白千層 Niaouli	高
橙花 NEROLI	中	羅文莎葉 Ravensara	中高
保加利亞玫瑰 ROSE OTTO	中低	樺木 Birch Sweet	中

■ 表 3-15　精油的高中低音一覽表（續）

精油	揮發度	精油	揮發度
香蜂草 MELISSA	中	松木 PINE	中高
永久花 EVERLASTING	低	綠薄荷 SPEARMINT	高
昆日亞 KUNZEA	中	丁香花苞 CLOVE BUD	低
肉桂葉 CINNAMON LEAF	低	巖蘭草 VETIVER	低

香氣強度

　　不同精油具有不同氣味強度，氣味所持續的時間也不同。氣味強度可以做為調油參考使用（表 3-16），調油通常是使用 2 種或 2 種以上的精油混合，不會是由單一種精油來主導調油的氣味，氣味強度強的精油會在調油時主導了氣味，使得調和的複方精油或香水無法達到嗅覺平衡，例如：使用刺蕊草與薰衣草調油，刺蕊草強度是 7，薰衣草強度是 5，意味著刺蕊草的氣味比薰衣草強烈，在調油時若刺蕊草與薰衣草各 1 滴，將只會出現刺蕊草的氣味，無法出現融合刺蕊草和薰衣草混合的另一種香氣，故為了達到調油的平衡，就需 1 滴刺蕊草和 3 滴薰衣草，如此才能創造出代表此兩種精油的另一種氣味精油。

■ 表 3-16　精油的氣味強度一覽表

精油名稱	氣味強度	精油名稱	氣味強度
當歸根	9	檸檬草	6
大茴香	7	紅柑	5
羅勒	7	沒藥	7
佛手柑	5	橙花	5
雪松	6	肉荳蔻	7
肉桂	7	甜柑橘	5
香茅	6	刺蕊草	7
快樂鼠尾草	5	黑胡椒	7
丁香（花苞）	8	薄荷	7
尤加利樹	8	苦橙葉	5

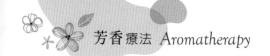

■ 表 3-16　精油的氣味強度一覽表（續）

精油名稱	氣味強度	精油名稱	氣味強度
永久花	7	松木	5
茴香	6	玫瑰原精	8
乳香	7	玫瑰（奧圖）	7
生薑	7	迷迭香	6
杜松	5	紫檀木	5
薰衣草	5	山艾	6
穗狀薰衣草	6	檀香木	7
檸檬	5	麝香草	7

　　西元 1930 年，化學家首次成功的合成化學香精 Synthetic or Artificial Essences，香水業界除極少數例外，都已經停止使用天然植物香精為原料而改用化學香精，因為兩者價格的差異太大。然而，使用這些化學香精往往引起很多人的過敏或刺激皮膚的不良副作用。千萬別貪圖便宜而購買人造的化學合成精油，它可能會引起使用者皮膚刺痛、昏迷、全身痙攣、過敏等不良現象，對於人體神經等系統也絲毫無幫助，甚至會造成某種程度的傷害。

調配按摩油

　　一般芳香療法組織認定的安全精油調製稀釋濃度為 2~3%，除非是特殊狀況且有專業人員的協助才能使用較高的濃度，一般設定的最小與最大濃度為 1~5%，用在全身的按摩油大約 5~25 毫升。

$$(2X) \times (0.1Y) = 精油滴數$$

X：濃度比例前的數字（將%去除）。

Y：稀釋的按摩油總量。

例題 3-1 要調製濃度 3%容量 30 毫升的按摩油需要多少滴精油？

解析：(2×3)×(0.1×30)=6×3=18

若要調製濃度 3%容量 30 毫升的按摩油，可用 18 滴精油；若使用三種精油調油，那麼 18 滴精油分配於三種精油，如：6:6:6，每一種精油各 6 滴；分配滴數的原則，可以此次調油的主要治療目的，來分配每一種精油所占的比例滴數。

・ **複方按摩油調配步驟**

1. 倒入植物油：使用純精油塗抹肌膚會造成皮膚敏感，要適量加入植物油稀釋。

2. 滴入精油：初學者調配最好不超過 3 種精油，才能清楚辨別療效究竟是來自哪一支精油。

3. 混合均勻：以玻璃棒、木棒、木匙均勻攪拌，勿使用塑膠器具以免與精油產生化學作用。

4. 裝入瓶中：將調好的精油裝入深色的瓶子，以阻隔紫外線照射使精油產生變化。

5. 貼上標籤：調配精油後貼上標籤，方便日後使用。

6. 填寫紀錄卡：填寫配方與記錄使用狀況，有助於瞭解配方對於體內所產生療效。

關於肌膚護理治療的植物精油濃度

・ **通用的標準**

一般成年人的標準濃度為 2~3%，即 10 毫升的基礎油或 10 克的基礎霜加入 5 滴植物精油，2~3%並非是精確的量，因為 5 滴薰衣草和 5 滴檀香木容積是不相同的。通常芳香療法療程依賴著氣味的反應，因此精確量不需要與施予藥物劑量比較。

　　當處理老年人、小孩或患有嚴重疾病的病人情況時，建議標準量減半，降至 1~2%濃度。（這可能源於 1970 年代第一本英文版芳香療法書的使用慣例，行之有年，但隨著近幾年芳香科學的進步，這調油比例慢慢被認為不適用。）

・針對局部使用較高濃度調配

　　芳香醫學的開業醫生長期爭論這標準濃度並不適合作為他們治療使用，因為許多治療是依賴著在局部或內服使用而非在氣味。針對於芳香氣味方面使用 2~3%的濃度是足夠強烈的，但是針對於局部或內服使用時，這濃度所含的有效成分是不足的。

　　局部使用的臨床經驗顯示，使用高於舊標準濃度可以達到令人滿意之功效經過研究證實，2~3%的濃度對抗大部分常見的細菌和真菌是沒有效果的，需要使用至少 5%的濃度，在感染部位才具顯著的效果。發癢、發炎、出疹和過度紅腫也需要至少 5%的濃度，而撕裂傷和擦傷的破損肌膚需要 10~15%的濃度才能達到有效的處理、緩和症狀和治療。

　　成功的治療是因為有效成分（植物精油）的數量能抵達接觸到問題的肌膚，因此顧客的年齡（幼兒除外）與濃度標準是不相關的。老年人、不健康的人、患有疾病的人和年輕的成人都需要更高的濃度，臨床經驗顯示這種方法是相當安全及有效的。

3.4　精油使用禁忌

自行調配按摩精油進行芳香按摩的注意事項

　　一般而言，在家使用正確方法自行調配按摩精油來進行芳香按摩，是非常安全、有效的一種芳香療法，但 1 歲以下的嬰兒、前末期孕婦、惡性腫瘤患者、免疫相關病患、重大精神疾病者及極度體弱多病者，需在專業人員監督下實施芳香療法。自行調製者以下幾點需加以留意：

1. 不宜在吃飽飯後或是飢餓時進行。

2. 不宜在服用藥物之際進行（應先諮詢專業醫療人員）。

3. 患有嚴重疾病，如：高血壓、心臟病、靜脈瘤、癲癇、癌症等，不宜冒然進行按摩。

4. 身體有骨折、傷口、傷疤之處，以及皮膚曬傷之後，都不宜進行芳香按摩。

5. 身體有嚴重的瘀傷、青腫之處，不宜進行按摩，若是輕微的瘀傷，則可使用按敷法代替。

6. 芳香按摩是精油有效接觸和進入人體的方式，皮膚很容易吸收精油，因此精油濃度不宜超過 3~5%。

7. 除了極少數精油以及特殊的情況下，純精油都不可以直接接觸皮膚，必須事先以基礎油或乳液加以稀釋；用以稀釋精油的乳液以無添加香味、純植物性者為佳。

懷 孕

　　有些論點提到懷孕期間禁止使用精油，但很多芳香療法書籍不同意這樣的陳述，有越來越多芳療師使用精油來照顧婦女從懷孕、胎兒出生至產後護理，都非常成功。假若有疑問，一定要詢問相關專業人員的建議。而孕婦使用精油應避免使用不含樟腦（酮類）、茴香腦成分的精油。

- **輕微利尿特性，但還算安全用油**

　　佛手柑、德國洋甘菊、天竺葵、葡萄柚、薰衣草、檸檬、馬喬蓮、松木、羅馬洋甘菊。

- **懷孕 4~5 個月不建議適用**

　　鼠尾草、絲柏、杜松、香蜂草、迷迭香。

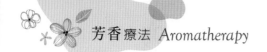

- **懷孕時期不建議使用的精油**

    肉荳蔻、肉桂、茴香、杜松、檸檬草。

嬰幼兒適用的精油

- **新生兒**

    羅馬洋甘菊、德國洋甘菊、薰衣草、甜柑橘、紅柑，建議精油使用量：10mL 基礎油／霜，精油 1 滴。

- **一歲以上**

    澳洲尤加利、橙花、茶樹、玫瑰、玫瑰草、苦橙葉、紅柑、羅馬洋甘菊、德國洋甘菊、薰衣草、甜柑橘、紅柑，建議精油使用量：10mL 基礎油／霜，精油 1~3 滴。

- **二歲～五歲**

    薑、檸檬、葡萄柚、永久花、澳洲尤加利、橙花、茶樹、玫瑰、玫瑰草、苦橙葉、紅柑、羅馬洋甘菊、德國洋甘菊、薰衣草、甜柑橘，建議精油使用量：10mL 基礎油／霜，精油 1~4 滴。

- **六歲～十歲**

    佛手柑、馬喬蓮、松木（包含以上所列舉精油），建議精油使用量：10mL 基礎油／霜，精油 5 滴。

- **十歲以上**

    所有精油皆可，依症狀或喜好搭配使用，建議精油使用量：與成人同劑量。

其他使用禁忌

- 不在肌膚上直接使用未稀釋的精油，除非依照特殊的局部單點治療指示或聽從合格專業人員的建議。

- 精油不可內服（攝取）。

- 未經過相關合格的專業人員建議，未滿 12 個月的嬰兒不得使用精油，對於幼小兒童而言，精油使用量是非常重要的（參見使用方式）。

- 避免接觸眼睛，精油會刺激眼睛，某些精油甚至會造成眼睛的傷害。假如發生接觸，使用大量清水沖洗並且尋求專業人員的建議。

- 未經過醫學上的許可或合格的專業人員建議，精油不能與藥物一起使用或取代藥物。

- 不可超過建議的使用劑量，除非經過適當地合格建議，使用雙倍的精油，速度和效果並不會加倍。

- 運用你的常識和直覺，假若覺得不對，或可能不是，那就不要做。

- 藥物和精油具有未知的相互影響或副作用，假若有懷疑，請教醫生、藥劑師或熟悉藥物反應的人。

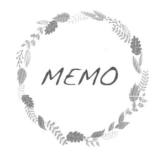

MEMO

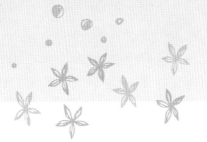

— CHAPTER —

04

基礎油、基礎霜
與浸泡油

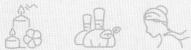

人類向來都喜歡以植物油作為美容護膚的用途，例如亞洲地區會使用甜杏仁油，中美洲使用葵花籽油，或者是中國及印度使用芝麻油，還有富含油脂的花生。向來以理性聞名的日耳曼民族，在面臨類似疑難雜症時也喜歡這些具有療效的食品。植物新陳代謝後的產物為油和脂肪，幾乎所有植物都可以產出油分，但油的濃度多寡就不相同了，例如堅果類、芝麻及胚芽籽的油量就很多。

· 植物油萃取製造

傳統製油過程，會選擇含油量高、易榨取的種籽，利用動物或雙手推動石磨，而種籽在兩塊石頭間被碾碎、摩擦使得種籽中的油脂滲出；如今製油過程因機械工業化，才能增加油脂的產量，以下將介紹工業化是如何製造油品。

· 壓榨

首先，種籽必須經過清洗，洗去種籽外的泥土、動物糞便等，在清洗過程中，種籽會經由篩網而不停的震動，亦可達到去皮、去殼的目的；經由運輸帶清洗過的種籽會由滾輪碾壓成扁平薄片或粗粉；將這些薄片或粗粉放入加熱的容器或鍋爐中，溫度控制在 45~85 °C 中預熱，預熱的主要目的是要讓熱能使得種籽中的油脂膨脹，而種籽細胞內的水分使得細胞迸裂，部分的油脂釋放到粗粉中；預熱後，這些經過預熱含油的植物種籽會被放入已經加熱的榨油機中，榨油機用力扭轉壓擠種籽以壓榨產生油脂，此時因壓力與速度的因素產生的溫度很高，而榨出來的油脂便被直接送進過濾器中，這時的油品稱為「初榨冷溫壓榨油」(virgin cold pressed oil)，可算是頂級的油品。

· 溶劑萃取

承上，此時的粗粉已成為黏糊狀，但種籽的果肉中還有許多殘留的油脂，果肉經過扭轉擠壓後也變得結實，所以必須將它打碎以便進行溶劑萃取，或運用超熱蒸氣作為溶劑，把像糕餅狀的果肉中的油逼出來，再經過過濾，這時油脂尚未經過精煉，油的品質還算自然，稱為「生油」(crude oil)。

· **精煉**

　　精煉過程會使得油的儲存變得更容易，所以處理生油的下一個步驟為精煉。精煉會經過中和、脫色、脫臭等步驟，中和過程會產生一些肥皂沉澱在槽底，油脂則會被淨化引導到其他槽中，再經由熱水清洗，而槽底的肥皂可做為製造肥皂的皂基；脫色的步驟會藉由陶土、木炭等吸收法來進行，但成本較高，這個步驟幾乎已將胡蘿蔔素、葉綠素、卵磷脂、維生素 E 都移除了，此步驟也可能將脂肪酸轉變為反式脂肪酸。

　　至於需要使用什麼程序製造油品，必須考量其使用的目的與保存期限，生油與初榨油在價格上必然較精煉油(refined oil)貴，但也不全然代表初榨油及生油是最好的選擇，因為生油經由加熱可能抑制天然酵素的活性，生油和初榨油可能會因油中的少許水分產生品質不穩定的情況，其天然游離脂肪酸也容易產生氧化情形。

· **植物油對人體之作用**

　　皮膚中的脂肪有許多的成分與植物油中的脂肪類似，這也是植物油用於幫助皮膚柔軟潤澤，被用在保養品製造上最主要的原因。皮膚表皮中主要成分含量如下表所示，因為我們的皮膚也會分泌一種具保護作用的油，是脂肪酸與甘油的混合物，稱為「皮脂」(sebum)，用以產生保護膜使皮膚不乾燥、觸感細緻柔滑；皮脂是由皮脂腺所製造，而皮脂腺受身體荷爾蒙控制，青春期是皮脂腺分泌的高峰期。隨著年齡的增加，皮脂腺的分泌就愈來愈少，天然的保濕劑亦不斷地減少，皮膚也就愈來愈乾，老化漸漸產生，此時必須能給予皮膚適當的補充，才能減緩老化的發生，而與皮脂最相近的天然物質，首推植物油。

■ 表 4-1　皮膚表皮主要成分含量

成分	含量	成分	含量
三酸甘油酯	32%	鮫鯊烯	5%
游離脂肪酸	28%	其他碳水化合物	8%
蠟質	14%	固醇	9%
膽固醇與酯類	4%		

4.1 基礎油與基礎霜

　　基礎油是取自植物的花朵、堅果或種子的油，很多基礎油本身就具有醫療效果。生長在世界各地的植物種子裡，可以製造出各種的植物油，是營養和精力的良好來源，身體有了它就能產生熱量，是蛋白質的絕佳來源。將植物中富含的礦物質、維生素 D、E 與碘、鈣、鎂、脂肪酸以基礎油的形式，良好保存，有優越的滋潤、滋養特質，可藉其稀釋精油，協助精油迅速被皮膚吸收。

- 甜杏仁油(Sweet Almond Oil)

　學名：甜杏 *Prunus dulcis var. dulcis*，苦杏 *Prunus dulcis var. amara*

　科屬：薔薇科

　主要生長地：地中海地區、北非、加州

　冷壓法萃取的油色：淡白色至黃色

　氣味：堅果味

　保存度：富含油酸成分，容易與空氣接觸後產生變化。密封冷藏，保存時應避免與陽光直接照射。

　使用方法：內服或外用均可，冷壓油液不得高溫加熱。

　油液成分：油酸約 80%、亞麻油酸約 15~20%、飽和脂肪酸約 6%、脂肪伴隨物質約 1~1.5%，其中主要以 α－生育酚為主，這是一種強化版的維生素 E 分子，具有極佳的護膚效果。甜杏仁油在亞洲一直被視為重要的珍品，在上古時代，甜杏仁油已是美容保養方面的最佳暢銷品。

　適用皮膚：甜杏仁油含有大量的油脂成分，稀釋單方精油的基礎配油，能使皮膚光滑細緻，還能夠降低刺激感、具良好親和性、油質滑嫩，連嬌嫩的嬰兒肌膚亦可使用。含礦物質、蛋白質及各種維他命，促進細胞更新，可止癢、減少肌膚乾燥、發炎。經常使用它來保養，可以逐漸改善皮膚脫屑、脆弱、和搔癢的現象。敏感性肌膚也適用甜杏仁油，所以它成為最常見的按摩油以及芳香療法中的基礎油。

- 葡萄籽油(Grapeseed Oil)

    學名：*Vitis Vinifera*

    科屬：葡萄科

    主要生長地：法國

    種籽經冷壓萃取油色：淡色、淡綠色、深綠色

    氣味：令人印象深刻的果實味、具果香

    使用方法：外用或內服均可，可加熱。

    油液成分：亞麻油酸約 70%、油酸約 15~20%、飽和脂肪酸約 7~10%、脂肪伴隨物質 0.5~2%、其中主要為類黃酮、多酚（原花青素）、兒茶素、維生素 E 及卵磷脂。在中古世紀上流社會中，冷壓萃取具有大量營養價值的葡萄籽油是十分珍貴與受熱愛的油品，在當時被稱為「青春之泉」。葡萄籽油含多元不飽和脂肪酸，油質清爽、滲透力強，具抵抗自由基、抗老化功效，使肌膚緊實有彈性。含多種維生素、礦物質和蛋白質，可強化循環系統的彈性、減輕紫外線對肌膚的傷害、保護肌膚中的膠原蛋白、預防黑色素沉澱，因此葡萄籽油被稱作「抗老化之先驅」。它不但能促進細胞再生，更具延緩老化效果，對於心臟和血管及免疫系統也有幫助。

    護膚功能：適合所有肌膚，尤其年輕油性或痘痘肌膚，是所有植物油中最清爽的一種，非常容易被皮膚吸收，能促進細胞微循環達到長效激勵免疫系統，特別是幫助骨膠原形成，保持肌膚青春，作為肌膚保養油能夠緊緻肌膚結締組織和促進細胞活化再生。

- 小麥胚芽油(Wheatgerm Oil)

    學名：*Triticum aestivum*

    科屬：禾本科

    主要生長地：全世界

    胚芽經冷壓萃取油色：橘紅色

    氣味：強勁、有穀物和麵包的味道

    保存度：良好，密封保存。

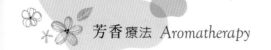

使用方法：外用和內服，冷壓油液不可加熱食用。

油液成分：亞麻油酸約 44%、油酸約 20~30%、α－次亞麻油酸約 11%、脂肪伴隨物質 3.5~4.7%，其中又以維生素 E、植物固醇、磷脂、長鏈醇類、卵磷脂為主。為天然的抗氧化劑，使小麥胚芽油成為具強大療癒力的植物油，適合全身使用，對於虛弱、疲勞症狀、心血管問題、身體疼痛和發炎都具有舒緩效果，同時也能調節體內激素。

護膚功能：不論是外部塗抹或是口服皆可，具有抗老化防皺的功能、能改善膚質、滋養肌膚、促進肌膚細胞再生，並幫助肌肉和淋巴功能。特別針對乾燥、過度日曬、濕疹、牛皮癬、老化肌膚、妊娠紋和預防提早老化現象，小麥胚芽油是理想的油液。它還能維持結締組織之健康，對於熟齡肌膚，小麥胚芽油是青春的泉源，因它的油液功效能有效地活絡肌膚微循環及其免疫系統。相關肌膚問題，如青春痘、粉刺、等也有治療效果。

- **夜櫻草油／月見草油**(Evening Primrose Oil)

  學名：*Oenothera biennis*

  科屬：柳葉菜科

  主要生長地：北美洲、中美洲、歐洲

  冷壓法萃取的油色：黃綠色

  氣味：強烈的果香

  保存度：容易與空氣接觸後產生變化，密封冷藏。

  使用方法：內服或外用均可。

  油液成分：油酸約 11%、亞麻油酸約 67%、γ－次亞麻油酸約 8~14%、飽和脂肪酸約 8%、脂肪伴隨物質約 1.5~2.5%。原產於北美洲的月見草，未曾有人把它當作治療用品使用，直到近幾年才被實驗證實月見草的驚人功效。它不但有益皮膚，對心靈和免疫系統也都很有療效。經過藥理學的實驗測試中，證實了它帶有 γ－次亞麻油酸成分，月見草是極少數的植物中含有 γ－次亞麻油酸成分，能調節女性激素分泌，幫助生殖系統，這個多元不飽和脂肪酸對於體內激素的分泌有相當正向且調合的作用。激素是負責傳遞神經細胞訊息

的媒介，具有影響情緒的作用，使人興奮、焦慮或是緊張。規律的服用月見草食品作為一種療程時，不但能幫助女性的身體問題，也能解決男性因體內激素失律所產生的情緒失控問題。尤其是在高壓下的情緒急速起伏、工作負荷大或急躁、焦慮、神經高度緊繃的時候，月見草油更能發揮其功效。

適用皮膚： γ－次亞麻油酸是組成皮膚細胞的基本物質，它能形成一種天然的保護膜，有抑制發炎現象和皮膚搔癢過敏等症狀，對皮膚有活化、醒膚功能。含 γ－亞麻油酸，有修護血管功能、對於某種特定酵素分泌量不足，而導致皮膚脫皮乾涸、搔癢和冒出青春痘的現象有所幫助。

- **橄欖油**(Olive Oil)

  學名： *Olea europaea*

  科屬： 木樨科

  主要生長地： 地中海地區國家

  果肉經冷壓法萃取的油色： 綠色

  氣味： 充滿橄欖味，但依橄欖的產地和品質狀況不同，風味也有些不同

  保存度： 良好，與空氣接觸後不易變質，密封冷藏。

  使用方法： 內服或外用均可，能加溫受熱。

  油液成分： 油酸約 75%、亞麻油酸約 10%、飽和脂肪酸約 15%、脂肪伴隨物質約 0.5~1.5%，包含生化鯊烯、植物固醇、酚類化合物、維生素 E 群。枝節彎曲且多為老樹的橄欖樹，主要生長在地中海附近地區的國家，它代表的意義是幸福、好運和快樂滿足。

  全身適用： 橄欖油具有豐富的單元不飽和脂肪含量，是預防心血管病變的最佳食用油，橄欖多酚有調節控制血壓和順暢心臟血流的功能。橄欖油特別的是能舒緩身體疼痛和抑制發炎，將橄欖油和聖約翰草浸泡油調和後，能有效強化肌力，並舒緩肌肉僵硬、發炎和疼痛的情況。它還具有整腸潤道及促進膽汁分泌、緩和胃灼熱和胃壁黏膜受損所帶來的刺痛感，在輔助療法中，經常被拿來用在整治胃腸潰瘍的問題。

適用皮膚：橄欖油可說是護膚產品中的鼻祖，它具有豐富的油酸和維生素 E 的成分，十分滋潤肌膚和促進肌膚細胞再生，此種令肌膚溫暖的脂肪十分適合乾性、血液循環不良、龜裂和有脫屑的肌膚使用。油酸和芳香環結合後能有效保護身體不受自由基和紫外線的傷害。

- ## 杏桃仁（籽）油(Apricot Kernel Oil)

  學名：杏 *Prunus armeniaca*

  科屬：薔薇科

  主要生長地：東土耳其、地中海地區

  冷壓法萃取油色：淡黃色

  氣味：溫和清爽、淡淡杏泥糖香

  保存度：容易與空氣產生作用、變質（雖富含大量油酸，但油液中能保存油脂免於變壞的附加維生素不足）。

  使用方法：外用為主。

  油液成分：油酸約 65~70%、亞麻油酸約 20%、飽和脂肪酸約 9%、脂肪伴隨物質 1~2%，大部分是 γ－生育酚、維生素 A、礦物質，甜杏仁油中比例較高的是 α－生育酚。

  適用皮膚：杏桃仁油保存容易，油脂不乾澀且含有大量不飽和脂肪酸，能活化皮膚物質代謝及鎖住皮膚水分，非常適合用作保養用油或按摩油。此外，富含 γ－生育酚，具有保養滋潤效果。杏桃仁油非常容易被肌膚吸收，適合所有膚質，能夠滋潤改善敏感性、乾性膚質以及脫屑與搔癢等症狀。

- ## 摩洛哥堅果油(Argan Oil)

  學名：*Argania spinosa*

  科屬：山欖科

  主要生長地：實際上也如其名，僅生長於摩洛哥

  核籽經冷壓法萃取油色：偏黃的橘色

  氣味：獨特具堅果味

保存度：良好，但與空氣接觸後容易變質。

使用方法：外用和內服均可。

油液成分：油酸約 38~48%、亞麻油酸約 30~40%、飽和脂肪酸約 15~23%、脂肪伴隨物質約 1~1.5%，其中尤其是維生素 E 群，以 α－生育酚為主；植物固醇、三萜烯，如生化鯊烯及酚類。

適用皮膚：能夠保護身體抵禦外在環境的刺激，因為含有大量的 α－生育酚，能夠對抗陽光有害照射。此外，含有少見的植物固醇成分，因此能夠保護肌膚免受陽光輻射傷害，其效果就如同是皮膚的防護劑，可降低皮膚癌的發生，摩洛哥堅果油也適合幫助神經性皮膚炎患者。其油液中含有大量抗氧化因子，因此能夠有效預防皮膚老化及強化清潔皮膚結締組織，也能增強皮膚的免疫系統、維持系統平衡，對於牛皮癬等肌膚問題也具有效用。

- **酪梨油**(Avocado Oil)

  學名：*Persea americana*

  科屬：樟科

  主要生長地：中美洲

  果肉冷壓後取出的油色：清透、淡黃色至微微的青綠色

  氣味：溫和

  保存度：十分良好，與空氣接觸後完全不會變質。

  使用方法：外用或內服均可，可加熱使用。

  油液成分：油酸約 69%、棕櫚油烯酸約 6%、飽和脂肪酸約 15%、亞麻油酸約 10%、脂肪伴隨物質約 2.6~8%，其中又以維生素 E、A、D、B_1、B_2，胡蘿蔔素、植物固醇、卵磷脂為主。

  適用皮膚：遠古時代，人們就把酪梨當作高營養食物，並且逐漸發現不論在醫療上或是用於美妝保養品上都有不錯的功效。最好的油是冷壓萃取自新鮮的果肉，可用於減肥及降低血壓、適用於中乾性肌膚及減肥護理的調配基礎油。除了黏稠的特性之外，具滲透皮膚能力強和促進皮膚細胞的再生，是護

理老化、乾燥缺水皮膚的最佳選擇。乾性肌膚的人使用酪梨油保養絕對不會覺得太油膩，酪梨油含有強效作用成分，能長時間保護肌膚免受外在環境破壞，並能全方面照顧肌膚，保持肌膚彈性、柔滑與年輕。

　　酪梨油中功效最強的是高比例的脂肪伴隨物質和植物油中少見的棕櫚油烯酸，因這些物質讓酪梨油保養品具有良好的延展性。除了能輕易在皮膚上延展開來，酪梨油也很容易被肌膚吸收以及能鎖住水分，幫助細胞重建、促進肌膚結締組織生成和活化防禦組織系統，對於敏感容易受到刺激的肌膚能有所幫助並且能抑制發炎，更具有防曬功用。

・琉璃苣籽油(Borage Oil)

學名：*Borago officinalis*

科屬：紫草科

主要生長地：歐洲

經冷壓法萃取油色：黃色

氣味：略具堅果味

油性：極乾澀

保存度：有限制，與空氣接觸後容易變質、易氧化，所以經常以膠囊的形式販售。

使用方法：內服或外用均可。

油液成分：油酸約 35%、γ－次亞麻油酸約 20~25%、飽和脂肪酸約 15%、脂肪伴隨物質約 1.5%。琉璃苣籽油又稱為黃草瓜，因為它的毛絨絨的葉片聞起來有典型的小黃瓜味。它最早是起源於地中海地區，屬於兼具香料和治療用途的植物，幼葉和花苞及功能獨特且價值不斐的精華液都具有相當的療效。它有許多流傳的傳說和神話，故人類認為它能帶來幸福和快樂。它的俗名又叫作「抗憂草」，經常被拿來治療抗憂鬱及躁鬱的用途。缺點是，琉璃苣植物具有砒咯啶生物鹼，若服用過量的琉璃苣草，有可能會造成肝功能受損的情形。琉璃苣植物的葉片和花不同，它的種子中只有含少量的砒咯啶生物鹼。實驗中證實經由冷壓法萃取出來的琉璃苣籽油中是不含砒咯啶生物鹼的成

分。所以在選購琉璃苣籽油液膠囊時，要特別留意產品的製造資訊，並只選購以冷壓法製造的油品。

適用皮膚：富含多元不飽和脂肪酸（多達 25%的 γ－次亞麻油酸），因含量成分高，所以琉璃苣籽油成為含有次亞麻油酸量最高的代表。若以內服的方式使用，對神經性皮炎、慢性皮膚病變及因壓力造成的疾病都有不錯的療效，例如激素失調、風濕病、心血管病變、身體發炎現象及免疫力過旺等。無論是小孩或年長者在定期服用上，已證實具有良好的預防功效。無論是採用內服或外用上，皆能改善皮膚的新陳代謝、減少皮膚水分的流失，皮膚會有顯著的回復青春活力樣貌。

- **瓊崖海棠油**(Tamanu Oil)

  學名：*Calophyllum inophyllum*

  科屬：金絲桃科

  主要生長地：印度、波里尼西亞

  核籽經冷壓後萃取的油色：棕紅色

  氣味：強烈的藥草味

  保存度：不錯，但與空氣接觸後容易變質、易氧化，密封冷藏。

  使用方法：外用。

  油液成分：油酸約 30~35%、亞麻油酸約 17~39%、不飽和脂肪酸約 30%、脂肪伴隨物質約 14~20%，其中尤其是樹脂和精油的成分。體型嬌小的瓊崖海棠樹來自印度沿岸的生長地，後來傳播至南亞及波里尼西亞。在波里尼西亞，瓊崖海棠被視為一種聖樹，因當地的人將瓊崖海棠油使用於傳統醫術中。從瓊崖海棠果實中的種籽榨取出綠色的油液，聞起來有強烈的香料味，獨特草味。瓊崖海棠油的特別之處，是在於它含有大量的脂肪伴隨物質，其含量又以樹脂及精油成分最為突出。它屬於珍貴的「藥物及治療用油」，較不適合當按摩油或保養護膚油使用，因它帶有強烈的油氣，可能會令人感到不舒服。若與其他油液混合使用，如橄欖油或黑醋栗籽油，較不會那麼嗆鼻，也較能彰顯出瓊崖海棠油的特性。

適用皮膚：在法國，瓊崖海棠油一直是芳香療法中的基礎用油。它經常被運用在治療發炎的皮膚病變、青春痘、粉刺、皮膚傷處以及難以癒合的傷口上。它還具有穩定靜脈的功能，對於靜脈曲張以及痔瘡等問題都有幫助，亦有活絡體內各部位血流，能使靜脈中的血液暢流無阻。將油液塗抹在患部上，加以輕輕按摩，能舒緩坐骨神經疼痛造成的不適，及風濕病帶來的苦楚。以瓊崖海棠油搭配玫瑰果油，以 1:3 的比例更能有效消除新生成的疤痕。此外，將瓊崖海棠油與其他精油，如松紅梅、胡椒薄荷或玫瑰精油等混合調配，是治療帶狀疱疹的理想劑品。在減輕身體疼痛方面，可以 10~20%的瓊崖海棠油搭配 80~90%的黑醋栗籽油或是橄欖油。

- 花生油(Peanut Oil)

  學名：*Arachis hypogaea*

  科屬：豆科

  主要生長地：印度、非洲、美國

  經冷壓法從果實籽中萃取的油色：透明、黃色

  氣味：強烈且很明顯的花生味

  保存度：良好，與空氣接觸後不易壞，密封冷藏。

  使用方法：內服或外用均可，耐加熱，18 °C 左右產生凝結，2 °C 即凝固。

  油液成分：油分中脂肪酸的結構會因為花生的產地不同而有很大的不同。油酸約 42~62%、亞麻油酸約 24~43%、飽和脂肪酸約 10~18%，尤其是棕櫚酸的含量、脂肪伴隨物質約 1%，其中包括維生素及各類礦物質。花生原產地是南美洲，在當時已算是一個重要的營養食品。葡萄牙和西班牙籍的征服者把這個名為「Mani」，且外殼相撞會發生「咔咔」聲的小堅果帶往歐洲。一年生的花生植株最高能長到 70 公分高，花朵凋謝後，花莖會自然的垂向地面，並長出莢果，每條豆莢中會有 2~6 個小堅果仁。黃麴毒素經常會長在花生堅果上，所以要經由蒸煮或烘培的過程將它消滅。這種油液中帶有極高的營養價值和珍貴的脂肪伴隨物質。

適用皮膚：花生油是最佳的護膚油，它經常被拿來做抗頭皮屑和淡化頭部傷疤的治療油，例如花生油能軟化嬰兒臉上的乳痂，並逐漸淡化痕跡。沐浴時額外加入花生油的使用，可以改善皮膚乾燥已長年不消的青春痘問題及乾燥膚質，但不可使用在潮濕的皮膚上，有急性發炎的皮膚也不可使用。花生油的適用範圍非常廣，適合幼兒、小朋友及老年人使用，油性膚質的人除外。它也可以拿來做為按摩油或上乳霜前的基底油。

- **玫瑰果油(Rosehip Oil)**

學名：*Rosa rubiginosa / Rosa moschata*

科屬：薔薇科

主要生長地：智利

冷壓法取出的種籽油色：偏棕色的黃色

氣味：強烈的青草香

保存度：不易保存，容易與空氣產生作用、變質。因為容易變質，所以經常加工作成膠囊狀販賣。

使用方法：外用。

油液成分：油酸約 15%、亞麻油酸約 40%、飽和脂肪酸約 3.5%，脂肪伴隨物質約 1%，其中包括全反式維生素 A 酸(all-trans-retinoicacid, ATRA)。此種玫瑰又被稱為智利野玫瑰，一般只生長在野生的圍籬上，所以採出的油液也稱作野玫瑰油，主要的生產地是在安地斯山脈和智利南方等地，近幾年被發現可以從它的種子中採集出多種珍貴的油液。玫瑰果油的油分結構相當獨特，含大約 80%的多元不飽和脂肪酸和豐富維生素，具極強的親水性和細胞再生更新功效，能幫助修護各種肌膚缺陷、改善肌膚的顏色和彈性、預防肌膚老化。因含大量 γ－亞麻油酸(GLA)，可改善經期不順與更年期障礙等問題，具有維護細胞膜的運作功能，並且活化細胞組織，進一步達到肌膚再生的能力。

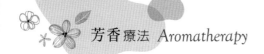

適用皮膚：玫瑰果油具有

(1) 加速細胞新陳代謝率且容易被皮膚吸收。

(2) 幫助皮膚的微循環以及維持皮膚角質生成的速度。

(3) 防止皮膚提早老化的作用。

(4) 臉部不易泛油光。

(5) 陳年的舊疤痕或妊娠紋皆可改善。

(6) 臉部黑斑及老人斑也有淡化的效果。

(7) 特殊抑制發炎的成分能預防皮膚發炎的狀況。

　　（適用於油性及易長青春痘膚質的人）

- **榛果油**(Hazelnut Oil)

  學名：*Corylus avellana*

  科屬：樺木科

  主要生長地：南歐及中歐、土耳其

  果實經冷壓法萃取的油色：清透，帶有淡黃色至淺棕色

  氣味：宜人的清淡堅果香

  保存度：保存容易，與空氣接觸後容易變質，密封冷藏。

  使用方法：內服或外用均可。

  油液成分：油酸約 78~90%、亞麻油酸約 3~14%、飽和脂肪酸約 3~8%、脂肪伴隨物質約 0.5~0.7%，特別是維生素及芳香分子。榛果是所有堅果中唯一原生於歐洲的堅果。它是名符其實的早餐穀物中的關鍵者，是一天中活力的來源，含有高價值的蛋白質、碳水化合物、維生素以及 65%的油脂。榛果果仁被保護在核果殼中，所以在運送中不太會受損。

  適用皮膚：榛果油是

  (1) 理想的護膚油（與甜杏仁油的功能相似）。

  (2) 按摩油（含有大量的油酸成分）。

  (3) 基底油（清香純郁與榛果獨特香味適用於芬香療法）。

  (4) 可治療皮膚的許多問題（皮膚乾燥及敏感問題）。

- 荷荷芭油(Jojoba Oil)

  學名： *Simmondsia chinensis*

  科屬： 油蠟樹科

  主要生長地： 以色列、墨西哥和加州

  冷壓法萃取的油色： 金黃色

  氣味： 中性溫和

  保存度： 多年。

  使用方法： 只能外用，因為它的臘質人類無法代謝。

  油液成分： 特色是液態臘的成分、脂肪伴隨物質，以維生素 E 為主。荷荷芭樹小小的一株，相當不起眼，但卻是生長於氣候嚴酷且終年旱熱的美洲沙漠。橄欖般大小的種籽中並不帶油分，而是液態臘，所以應稱它為荷荷芭脂。它在高溫下還是狀態穩定的（可加熱到 300 °C），並具有抗菌的特性，較不受微生物的威脅，所以有添加荷荷芭成分的保養品，通常不會再添加防腐劑的成分。放在冰箱中會凝結成固態，移至室溫下時很快又會融化為液態，其成分並不會因此而流失。荷荷芭油是既珍貴且價值不斐，通常一顆荷荷芭樹需 5~6 年才能結出果實，因此以冷壓法從荷荷芭果實中所萃取出的油液，又被冠上「液態黃金」之美名。

  適用皮膚： 荷荷芭油它是世上最具全方位精華又極珍貴的保養品成分，此植物性的臘膏是極佳的保濕保養品，深層的保養效果能夠補充皮膚失去的水分，使皮膚表面所生成的油脂能夠穩定，這對於皮膚有搔癢過敏或是神經性皮膚炎的患者而言，是很重要的資訊。每天規律使用後，皮膚會再度恢復柔嫩光滑，乾燥、敏感性膚質以及因暖氣或冷氣造成的皮膚過敏也都能得到舒緩，塗抹後不泛光，且在皮膚表面形成保護膜。稀釋單方精油的基礎配油，能避免皮膚水分過度流失，有效預防皮膚乾燥、脫皮、細小紋路的產生。具高度滲透力，適用發炎、乾癬濕疹、面皰皮膚。它的維生素 E 成分對皮膚的結締組織有保健的功效，可降低細紋和皺紋的產生，它滋潤的效果也可以用來消除孕婦的妊娠紋、舊疤痕也相當有效。將荷荷芭油與其他植物混合時，可以延長易變質油品的保存期限，另外它也是製作香水時的基礎油，因它本身不具備任何特殊氣味。

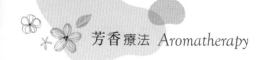

- 芝麻油(Sesame Seed Oil)

  學名：*Sesamum indicum*

  科屬：胡麻科

  主要生長地：中國、委內瑞拉、蘇丹、印度

  種子經冷壓法萃取的油色：淡黃偏白

  氣味：些許堅果味，有種子的香氣，十分溫和

  保存度：與空氣接觸後容易變質，密封冷藏。

  使用方法：內服或外用均可，可以加熱。

  油液成分：油酸約 42~50%、亞麻油酸約 38~44%、不飽和脂肪酸約 14%、脂肪伴隨物質－芳香環化合物，如芝麻酚、植物固醇、木酚素激素、卵磷脂及生育酚。一年即生長完成的芝麻植物可算是人類最早的植株，從芝麻籽中榨取出的油質混濁，還得再經加工萃取和精煉的步驟。它帶有獨特迷人的濃郁香氣，它能將我們皮膚上的毛細孔都打開，再深層進入肌膚並將油液的保養物質滲透至最底層，還可以將有毒的物質，溶出人體外。

  全身適用：因為芝麻油中含有比例相同的油酸和亞麻油酸，所以能夠幫助身體內多種物質轉換。芝麻油中特有的脂肪伴隨物質，即抗氧化的芝麻林酚素和芝麻酚，可使其具備穩定、保存期延長及可加熱的特性，這些抗氧化物質，可幫助我們預防提早老化的現象。

- 乳油木(Shea Nut Oil)

  學名：*Vitellaria paradoxa*

  科屬：山欖科

  主要生長地：非洲西部以及中部地區

  堅果經冷壓法萃取油色：原脂狀態時為黃灰色，經過消除氣味後為白色

  氣味：原脂狀態時帶有獨特強烈氣味，去味後則味道較中和

  特性：固態狀、有顆粒感、奶油般固稠、特有的黏稠性脂質。

  保存度：必須置於陰涼處。

  使用方法：外用，固態脂質的融點介於 35~45 °C。

油液成分：油酸約 49%、亞麻油酸約 5%、不飽和脂肪酸約 45%、脂肪伴隨物質 4~10%、其中三萜烯醇約占 75%，其他則是維生素 E、維生素 A 前驅物質以及尿囊素。乳油木也稱為非洲木果油或非洲木油脂，幾世紀以來，對於西非國家以天然原始生活方式的人民來說，乳油木一直是保養肌膚、傷口癒合和治療問題肌膚的重要藥劑。

適用皮膚：和其他植物油或植物脂相比，乳油木含有最高比例的脂肪伴隨物質，特別是三萜烯醇的含量。三萜烯醇是動植物生長所需的必要養分，此成分能夠在植物表面形成鎖水膜，防止植物流失水分，更同時保護植物免受壞菌侵害，此種功能對人體肌膚也有相同效果。當皮膚有傷口或是發炎情況，乳油木可幫助傷口癒合，此外，更具有鎖水保濕特性，能使肌膚光滑柔順，對於皮膚真皮層的骨膠原也有正面幫助，可避免肌膚老化以及皺紋的產生。透過以下維生素的幫助，乳油木才能有效發揮它迷人的特性：維生素 E 具表皮層的細胞保護劑；維生素 A 前驅物質，能維持正常皮膚角質化，也就是硬化或角質化皮膚會變得柔軟，對皮膚較薄的人，能刺激皮膚角質化，讓肌膚具抵抗力。乳油木最後修飾的補強物質為尿囊素，具有治療功效並能帶給肌膚柔順、健康外觀。

- **無香精基礎霜**(Unscented Basis Cream)

適用於臉部和身體，細緻溫和、清爽的無香精滋潤霜，可當按摩霜使用，亦可作精油的基礎稀釋乳液，是一理想的基礎霜。可於每 10 公克的基礎霜（約兩茶匙）添加五滴精油，混合均勻，針對小孩和老年人的精油使用量須減半。

- **純精油均勻液**(Essential Oil Dispersant)

幫助精油與水的融合液，將均勻液與精油以 1:1 的比例調勻後再加入水中，用於泡澡、漱口、泡腳、化妝水、室內噴霧等。

・ **植物油用於皮膚護理**

　　由於精油分子小又具高揮發性，所以精油可能尚未進入皮膚中就在空氣中揮發，對皮膚而言，植物油分子大，它可以攜帶分子較小的精油滲入皮膚底層，讓精油發揮它的功效，因此將植物油稱為「媒介油」。在按摩過程中，植物油除了將精油攜入之外，也提供皮膚的潤滑度，即便植物油沒有加入精油，以體表塗敷的方式也具有極佳保濕效果，如：以含有豐富 GLA 的植物油處理濕疹與乾癬問題時，都具有高度的改善效果。

　　依膚質狀態來選擇基礎油如下表 4-2 所示：

■ 表 4-2

植物油／浸泡油	油性皮膚	乾性皮膚	敏感性皮膚	老化皮膚	青春痘皮膚	皺紋皮膚	晦暗皮膚	保濕
甜杏仁油	V	V	V					
杏桃油	V	V	V	V	V			
小麥胚芽油		V		V	V	V		
荷荷芭油	V	V	V	V	V	V		
酪梨油		V		V		V		
葡萄籽油	V		V	V	V	V		
夜櫻草油	V		V					
橄欖油		V		V		V		
摩洛哥堅果油		V	V	V				
玫瑰果油		V	V	V	V	V		V
乳油木果油		V	V	V	V	V		
山金車							V	V
聖約翰草			V				V	
金盞花		V	V	V				V

老化皮膚：表示肌膚已呈現鬆弛、沒有彈性。
皺紋皮膚：表示肌膚上呈現出粗細不等的紋路。

依常見症狀來選擇基礎油如下表 4-3 所示：

■ 表 4-3

植物油／浸泡油	妊娠紋	穩定神經	肌肉疼痛	發炎皮膚	血液循環不良	淡化黑斑及老人斑	內分泌失調	防曬、抗自由基	細胞再生	傷口	皮膚脫屑	皮膚搔癢	皮膚潰爛	止痛
甜杏仁油				V							V	V		
杏桃油				V							V	V		
小麥胚芽油	V		V						V					
荷荷芭油	V			V				V		V		V		
酪梨油				V				V	V					
葡萄籽油					V			V	V					
夜櫻草油				V			V		V			V		
橄欖油				V	V			V			V			
摩洛哥堅果油				V				V				V		
玫瑰果油	V			V		V			V					
乳油木果油				V										
山金車			V		V					V				V
聖約翰草		V	V	V	V					V				V
金盞花				V		V			V	V	V	V	V	

芳香療法 小百科

∽ 花精和香精油 ∽

什麼是花精(flower essence)？很多人都把花精當作是香精油(essential oils)，其實它們是完全不一樣的。花精主要萃取自植物含最高能量的花朵部位，常用於治療各種情緒上的問題，協調負面上的感情，因此可因應客人的各種精神狀況而使用不同配方。目前芳香治療師的研究重點是如何將花精和精油相結合，而達到真正治療心、身、靈的目的。

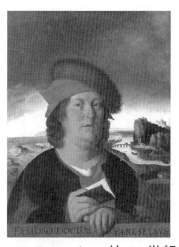

▶ 圖 4-1　Paracelsus 於 16 世紀發表「藥效形象學說」

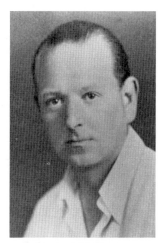

▶ 圖 4-2　花精療法提倡者 Edward Bach

　　根據古代記載，埃及人在 3,000 年前就已經知道蒐集花露，用來治療情緒失衡。澳洲的原住民也利用植物花朵治療精神上的症狀，他們吃整朵花，不可食用的花則蒐集花露。以山龍眼為例，他們將病人放置於山龍眼的樹下數天，吸取山龍眼花所釋放出來的能量，效果跟食用花朵是一樣的。12 世紀歐洲的女修道院和 16 世紀知名的瑞士煉金師與醫生 Paracelsus (1493~1541)，都使用花露治療情緒失衡和身體疾病的病人，在亞洲和南美洲也用花精治病。Paracelsus 曾發表「藥效形象學說」，以植物的形狀、顏色和散發氣味的部位作為植物天然治療特性準則，直到 19 世紀，許多國家和大部分的人都已經非常熟悉植物花精治療情緒失衡的功效，這可以從 18、19 世紀的各種相關著作得到證實。

　　最近這 60 年，由於愛德華‧巴哈醫生(Edward Bach, 1886~1936)的大力提倡，可說是花精療法的最興盛時期。Bach 採用陽光照射法製造花精，將花放進一個裝水的碗，再將碗放置於陽光下，花朵經過陽光照射後而將其能量釋放入水中，這種製造過程在英國需花 4 個小時，在澳洲只需花 2 個小時。花朵經釋放能量後即丟棄，剩下的花露再加入等量的白蘭地作為母劑，把母劑再稀釋儲存於玻璃瓶中，服用時早晚各 7 滴，連續服用 2~4 個星期。

4.2　浸泡油

　　某些植物中的特殊成分，會在蒸餾精油的過程中被破壞或流失，或是有些植物的精油產量很低萃取不易，此時我們可將它們製作成浸泡油，以取得我們所需要的珍貴成分。像山金車、金盞花、聖約翰草等等，都常被製作成浸泡油使用。

　　浸泡油(infused oils)的製作方式是將我們所需要植物的部分（可能是花朵或是葉片等），放在植物油中浸泡，並將泡著植物的植物油放在溫暖的陽光下或是其他保持溫暖的地方。兩三週後，植物油將會吸收植物的各種養分和精華，浸泡在植物油中的植物會變成棕褐色，此時將這變色的植物材料移除，加入新鮮的植物材料於原本的植物油中。重複幾次之前的步驟，直到原本的植物油（基底油）吸收了足夠的植物養分，便成了浸泡油。

　　一般浸泡油的基底油是橄欖油、甜杏仁油、葵花油或芝麻油。每天傍晚或清晨，使用加溫過的浸泡油按摩關節處，可以保護和活絡關節。對於感冒、燒燙傷或是四肢疼痛等方面都有不錯的效果。

　　製作浸泡油的過程有兩種：一種為熱萃取、另一種為冷萃取。萃取出的精華液可以直接食用或是塗抹在皮膚上，藥草的選用上要選擇新鮮的，否則製作出來的產品容易發霉變壞。熱萃取指的是將藥草切成小塊，然後放入熱的植物油或脂肪內，溫度維持在攝氏 50~70 度之間且不超過。然後一同加熱約 2~3 小時，接著過濾，壓擠汁液後填裝至暗色的容器中。熱萃取能強化某些特性植物的功效。冷萃取適合植物中含有稀少的高效物質，這些物質是極其重要和營養。

浸泡油應用

　　浸泡油使用方法十分自由，可以在乳液中、按摩油中加入浸泡油，也常把浸泡油搭配基底油和精油製作成各種有療效的油膏。浸泡油含量可略高於精油濃度，一般來說，浸泡油濃度占總濃度的 5~10%左右，然後可以再加入濃度 2%以下的精油。

- **山金車浸泡油(Arnica Infusion)：山金車、大豆油**

　　山金車植物浸泡於大豆油中，具保濕、幫助皮膚完整性，主要用來治療內傷，可以有效消除淤血和腫脹，也用於拉傷或因過度使用而痠痛的肌肉，例如關節炎、筋骨痠痛、背痛、腰痠、扭傷、肌腱炎。加入按摩油中，按摩長期使用或運動後的肌肉、過度使用或拉傷的肌肉，可使肌肉放鬆、減輕肌肉痠痛。

- **金盞花浸泡油(Calendula Infusion)：金盞花、大豆油、甜杏仁油、荷荷芭**

　　早在 17 世紀就已經聲名遠噪的金盞花，對於乾燥肌膚的安撫作用備受推崇，輕易地讓表皮細胞獲得重生的能量，直到現在依然是護膚保養品的重要成分之一。金盞花屬於雛菊家族的一員，大量被使用於舒緩疼痛、發炎、發癢等皮膚症狀，包括燒傷（使用疼痛末期）、擦傷、濕疹、尿布疹、微血管破裂、靜脈曲張、乳頭裂傷、組織平舊傷疤和慢性潰爛等。金盞花浸泡油最著名的療效就是治療各種皮膚病和問題肌膚，適用於所有膚質，尤其是問題性皮膚和乾裂皮膚。它可鎮定敏感性皮膚，改善敏感性膚質，修護各種疤痕，對於滋潤特別乾燥的皮膚有很好的效果。

- **聖約翰草浸泡油(Hypericum Infusion)：聖約翰草、夏威夷核果油、橄欖油**

　　將聖約翰草開花的頂端泡入夏威夷核果油和橄欖油中，紅色是來自植物的原色。聖約翰草有很好的止痛和抗發炎能力，可治療神經痛、輕微燒燙傷、肌腱炎、曬傷、坐骨神經痛、蚊蟲叮咬、風濕痛等。也有人用聖約翰草浸泡油來保護皮膚和毛髮，不過它主要特性還是改善血液循環、抗發炎，並且幫助重整軟骨組織。所以在治療關節炎和痛風都常添加聖約翰草浸泡油在其中，平時在按摩油中添加，也可促進筋骨健康，加強血液循環。

- **雷公根浸泡油(Gotu Kola)**

　　學名：_Centella asiatica / Hydrocotyle asiatica_

　　科屬：繖形科

特性：從雷公根植株中經過浸泡法中萃取出來的，又被稱為「積雪草」、「印度水臍」。將雷公根當藥草使用，是印度幾個世紀以來的傳統，當地將它視為回春的藥方，對於傷口或是皮膚病變所產生的潰瘍及發炎現象，都可使用雷公根的浸泡油。以甜杏仁油當基底油，與雷公根浸泡油調和後，能強化抗氧化功效、細胞再生、緊實組織的作用，並有助於傷口的癒合。實驗研究顯示，雷公根油能有效促進皮膚骨膠原的合成，因為油液含有大量的三萜烯酸，且還能強化皮膚本身的修護機能。

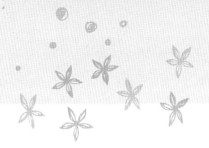

— CHAPTER —

05

芳香療法之應用

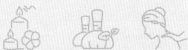

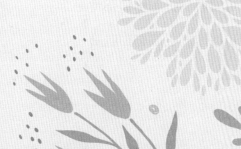

5.1 芳香療法按摩

　　芳香療法按摩可依照想達到的效果而有許多不同種類的按摩術。治療性的按摩牽涉到肌肉的運用，利用穩固強力的方法達到緩和肌肉痠痛的功效。淋巴排毒按摩有提振淋巴液流動的特殊動作，能有效做排毒治療和緩和液體滯留問題。有些治療師會持續發展出他們自己形式的按摩術，常常摻有不同按摩模式與動作。

　　芳香療法按摩最常使用於放鬆和舒緩精神壓力，溫和的動作，而沒有肌肉操作的手技。假若顧客或病患在按摩床上睡著，那就是一個成功的按摩，運用於芳香療法按摩的最具功效精油或複方精油就是顧客感覺令他最放鬆或最愉悅的那種。依每位顧客的需要做調整，因此簡單的「氣味分類目錄」對於療程的成功與否是相當重要的，在顧客卡上寫下顧客的選擇（以備為他們下次的來訪），但是注意到其選擇可能會因著情緒改變而有所變化。

　　療程一旦開始就應該持續不間斷直到結束，整個療程過程中，甚至在按摩床四周移動時，都應該保持與顧客間的接觸。按摩動作應該要溫和、流暢（一個動作接著一個）、緩慢，並有韻律感。療程的時間可以修改，但不應該少於 30 分鐘。療程限定於不具抵抗性的身體部位，例如背部、頸部、手臂、手部、腿部背面和足部，施行身體正面部位按摩是不具放鬆功效。

　　其他正向影響因素包括放鬆的音樂、溫暖鬆軟的毛巾和柔和的燈光。按摩療程開始前，一定要記得溫暖雙手。建議在按摩後讓顧客有 5~10 分鐘私人空間，使顧客從療程中恢復清醒並「回到真實感受」。

芳香療法按摩禁忌

- 不可按摩關節或後膝蓋和脊椎。

- 不可按摩骨折和疼痛部位。

- 不可按摩於破裂傷口肌膚。

5.2 瑞典式按摩

19 世紀中，瑞典林恩教授(Per Henrik Ling, 1776~1839)對按摩進行全面的科學研究，建立「瑞典式按摩」的基礎。瑞典式按摩是針對柔軟組織的按摩方式，合併幾種不同類型的動作，包含長推、揉捏、劈砍以及將手掌拱成杯狀的拍打方式，極致發揮香薰油的功效，具有收細毛孔、緊緻肌膚，促進肌膚更生，同時針對性地解決肌肉緊張及肩頸痠痛等功效，可在輕柔的按摩下舒緩身心。這些手法主要針對皮膚表面，而且僅僅對血管和肌肉系統產生影響，唯一的例外是長推，神經系統會對長推的手法產生反射作用。

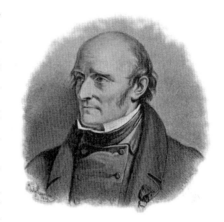

▶ 圖 5-1　瑞典式按摩發明者 Per Henrik Ling

瑞典式按摩實行起來很容易，溫和、順暢、敏銳的手法最能喚醒細微的感知細胞，使身心更健康。而在試圖做任何深度按摩的學習之前，應該先學瑞典式按摩，因為瑞典式按摩最為簡單，也較不會造成身體的傷害。對於解剖學也應有一些基本的知識，如此才會知道在按摩的是什麼部位，而生理學方面的知識會有助於瞭解為什麼要按摩。

瑞典式背部按摩

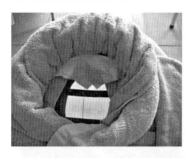

毛巾鋪法：
(1) 3 條小毛巾：床 2 條、包頭髮 1 條（精油滴在面紙上做為吸嗅）
(2) 3 條中毛巾：趴枕 1 條、包身體 1 條、足枕 1 條

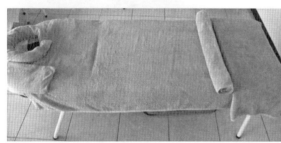

(3) 2 條大毛巾：鋪床 1 條、蓋 1 條

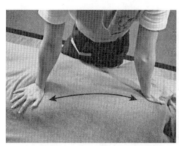 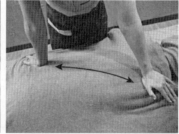

前置動作：交叉鬆背停 3 秒

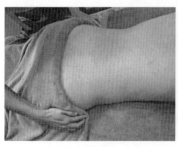 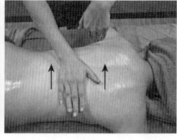

上油：(1)輕輕拉下毛巾，拉至股溝之上的位置

(2)人站側邊由上至下，橫手上油

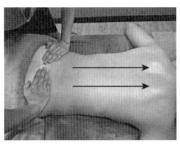 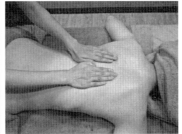

勻油：(1)雙手平撫向上至
肩胛骨時轉直，回包時由側
邊回到腰

(2)至肩胛骨手打直

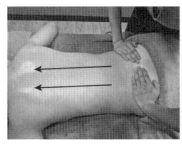 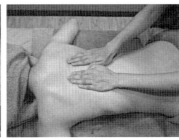

1 勻油：(1)雙手平撫向上
至肩胛骨時轉直，回包時由
側邊回到腰

(2)至肩胛骨手打直

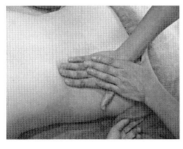 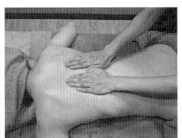

2 (1)雙手重疊以螺旋方式
由內至外至肩胛骨，由側邊
回到腰

(2)大安撫(3)換邊操作

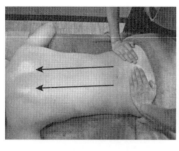
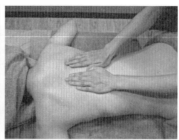

大安撫：(1)勻油，雙手平撫
向上至肩胛骨時轉直，回包
時由側邊回到腰

(2)至肩胛骨手打直

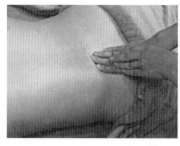
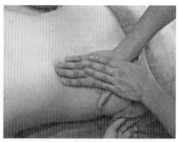

3 先做左邊再換右邊：(1)
用四指在腰部做小圈按摩
（9次）

(2)用掌心在腰部做大圈按
摩（9次），再換右邊操作

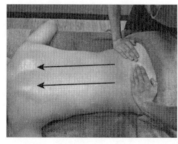
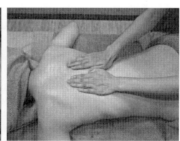

大安撫：(1)勻油，雙手平撫
向上至肩胛骨時轉直，回包
時由側邊回到腰

(2)至肩胛骨手打直

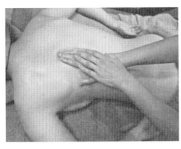 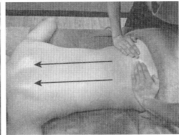 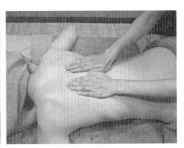

4 用手掌由內往外安撫肩
胛骨（9 圈），做完左邊直
接換右邊肩夾（9 圈）

大安撫：(1)勻油，雙手平撫
向上至肩胛骨時轉直，回包
時由側邊回到腰

(2)至肩胛骨手打直

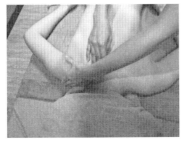 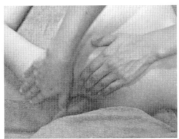

5.6 肩頸對角線操作：(1)由肩膀雙手交替滑拉至肩頸

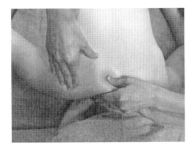 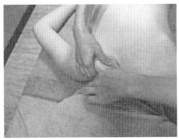

(2)由肩膀雙手交替十字抓捏至肩頸

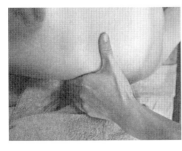 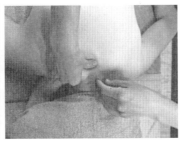

(3)一手脖子順撫而下，一手提拉肩膀，揉捏，換邊操作肩頸按摩

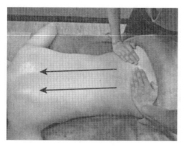
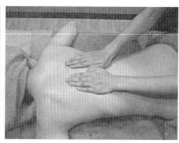
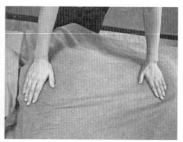

大安撫：(1)勻油，雙手平撫
向上至肩胛骨時轉直，回包
時由側邊回到腰

(2)至肩胛骨手打直

背部的結束動作：毛巾將模
特兒蓋好保暖，人站側邊，
握持大椎與薦椎，停留 10
秒

瑞典式腿部按摩

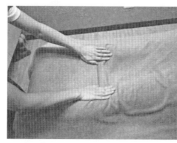

前置動作：在毛巾上撫順至大腿由兩側滑下，至腳底

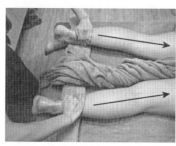
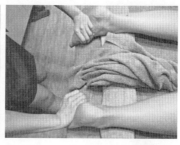

1 由左邊開始：(1)將毛巾
捲在雙腿之間，雙腿由阿基
里斯腱開始同時上油

(2)雙手放在足底 10 秒，由
下往上安撫，由大腿兩側
滑回原處

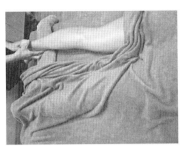

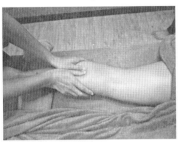

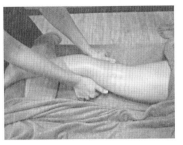

2 (1)將右腳覆蓋，由左腳開始操作

(2)雙手拇指並排長推至大腿，由兩側回包

(3)由下至上分段向兩側撥提（剝橘子的動作）

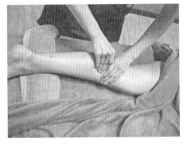

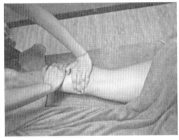

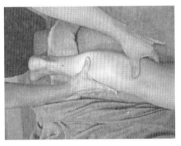

3 由下至上 X 型抓捏，大腿分為內外側，由內至外操作

4 雙手交替向上撫順動作

5 在小腿處向上長推至委中穴，由內至外分 3 等份，內→中→外→外→中→內，為一個來回共 3 次

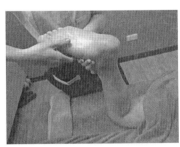

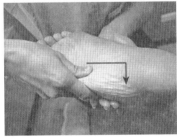

6 (1)將腳抬起 90 度，一手托好腳盤

(2)由湧泉出發順時鐘畫圈，經由足弓回湧泉，由內畫圓

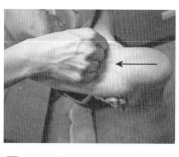 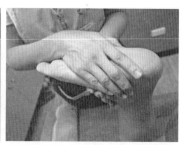

7 (1)手以半握拳的方式，由腳跟往腳趾方向滑動　　(2)手放置腳掌心肩膀放鬆，握持 10 秒

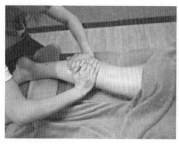 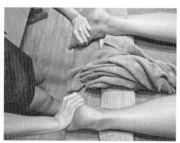

單邊結束動作：單邊大安撫，繼續操作右邊　　雙邊結束動作：雙邊大安撫，在足底停留 10 秒

胸腹淋巴按摩

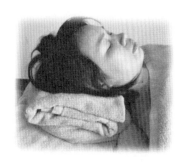 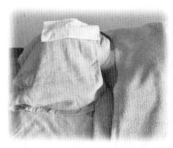 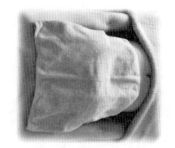

毛巾鋪法：(1)4 條小毛巾：床 2 條、眼部 1 條、胸部 1 條

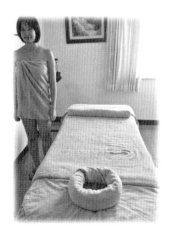

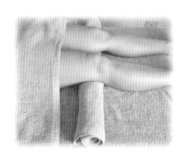

(2)3 條中毛巾：枕頭 1 條、包身體 1 條、足枕 1 條

(3)2 條大毛巾：鋪床 1 條、蓋 1 條

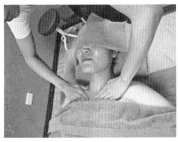

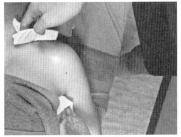

1 正面上油，雙手同時由胸口至頸部 3 遍

2 開啟淋巴結：面紙滴精油開淋巴結 3 遍（鎖骨淋巴、腋下淋巴同時開啟），再換邊開啟

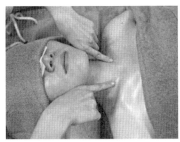

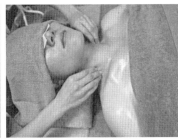

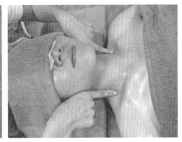

3 頸部排空分為前中後 3 區，雙手同時操作，前中後各 3 遍

(1)前區：由上至下向外打圈至下鎖骨，再至腋下

以動脈為中與後區的中心線

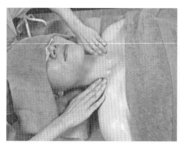

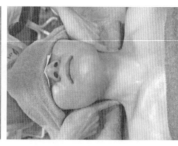

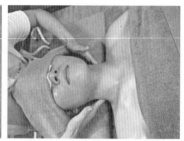

(2)中區：由上至下向外打圈至下鎖骨，再至腋下

以動脈為中與後區的中心線

(3)後區：由上至下向外打圈至下鎖骨，再至腋下

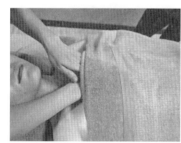

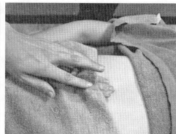

4 由胸腔中心平撫至乳糜池，逆轉 3 圈排空，1 次

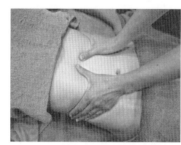

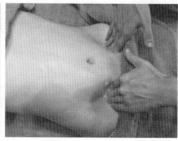

5 用大拇指排空橫隔膜至下腹部，菱形，3 遍

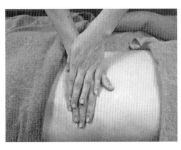

6 放在肚臍上方抖動，3遍

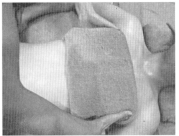

7 側邊回流作幫浦，到腋下時做震動，每個動作 3遍

手部淋巴按摩

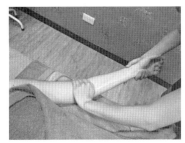

1 左邊先：上油，由下往上塗抹 3 遍

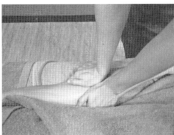

2 手肘內側淋巴結輕壓放，3 遍

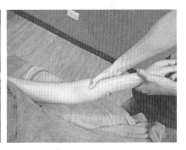

3 由外側，由下到上擠壓幫浦的動作 3 遍

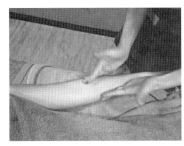

4 由下到上做杓狀動作 3遍

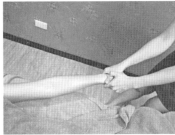

5 手部牽引搖動，3 遍

腿部淋巴按摩

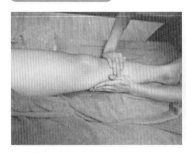

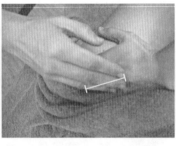

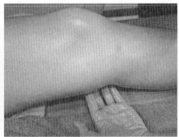

1 左邊先：上油，由下往上塗抹 3 遍

2 開鼠蹊淋巴結，按壓 3 遍

3 開後膝淋巴結 3 遍

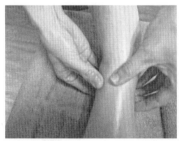

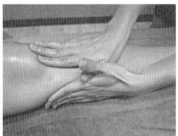

4 開足踝淋巴結，半圓形，3 遍

5 由下往上做杓狀按摩，小腿內側、大腿分為 3 等分，由內至外

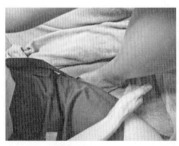

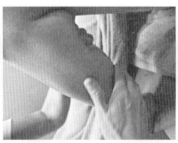

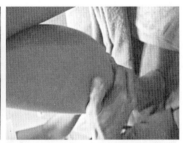

6 (1)曲腿 90 度，輕輕坐在對方的腳背固定腳部，使之不晃動

(2)來回抓捏按摩小腿肚，雙手交替，3 遍

(3)並作杓狀振動往後膝蓋蒐集淋巴液，雙手同時，3 遍

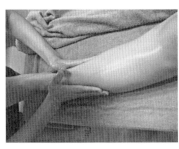

7 由小腿至大腿擠壓作幫浦動作，3 遍

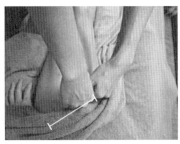

8 加強鼠蹊淋巴結：按壓鼠蹊淋巴，按壓身體向前傾

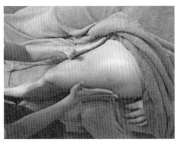

9 晃動大腿，3 遍

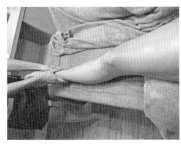

10 由大腿晃動點向下，腳底排出，1 遍

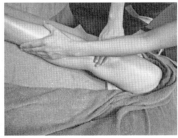

11 疊手平撫滑拉至鼠蹊淋巴，3 遍

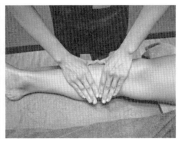

12 由下至上平撫幫浦到鼠蹊淋巴

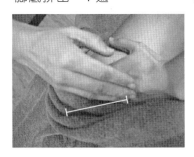

結束動作：按壓鼠蹊淋巴震動

5.3 精油之使用方式

為了達到令人滿意的效果，任何精油或複方精油的使用方法是非常重要的。例如對肌肉痠痛而言，不能藉著在薰蒸器中放入精油而有明顯的功效。對於胸腔黏膜阻塞，吸入法就比薰蒸或芳香泡澡效果更好。

一、按摩

利用按摩的技巧幫助精油緩慢溫和的被皮膚吸收約 60~120 分鐘就能完全滲透到深層組織，具有促進血液循環、幫助消化、促進呼吸順暢、增強淋巴系統加速排毒因此可以增強免疫系統的功能，這種溫暖的感覺可幫助憂慮和壓力的釋放，全身散發靈氣因此心裡得到平靜和幸福感。

撫摸本身可以帶來平和穩定的力量，如撫摸嬰兒可以幫助療癒嬰幼兒疾病，撫摸小狗不只有助於馴養，撫摸者亦可獲得心靈的慰藉（如寵物的陪伴與狗醫生的復健治療）。按摩大概是最有效運用精油的方式，因為按摩牽涉到芳香療法所有的層面（參見芳香療法是如何運作）。針對情感的需要，用關心觸摸另一個人的行為，可以給予許多治療的價值。

方　法

運用下列指導方針製作按摩配方，混合精油與基礎油或基礎霜，每 10 毫升（約兩茶匙）基礎油或 10 克基礎霜加入 5 滴精油。這樣大約是 2~3%的稀釋比例，是國際性公認安全和有效的劑量。這是針對於正常健康的成人劑量，當處理健康狀況不佳的患者或幼童時，建議尋求專業人員的意見。

選擇按摩油（基底油）

· 全身按摩大約需要 20 毫升，一個特定部位按摩，如手足或肩頸部位，則只需要約 5 毫升（1 茶匙）。

- 建議選用的植物油可根據護理所需的功效、按摩時間、黏稠度（濃密度）等，例如：甜杏仁油、葡萄籽油、酪梨油、荷荷芭油、玫瑰果油等或上述其中幾種的混合油。

- 礦物油具「阻礙」作用，因而不建議使用。

- 因道德理由，動物油也不建議使用。

選擇基礎霜

- 基礎霜類適合使用在不適合或禁止按摩的部位。調和精油的基礎霜能藉著擦抹動作簡單又快速地塗抹於肌膚，並且與肌膚做最小的接觸。例如醫學萬用膠或無香精荷荷芭霜。

- 礦物質的霜具「阻礙」作用，因而不建議使用。

- 因道德理由，動物性的霜也不建議使用。

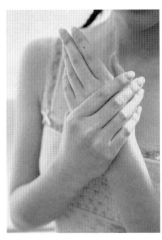
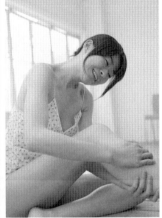
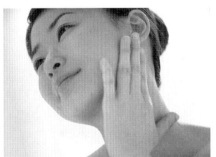

二、吸入法

可使用在蒸臉、感冒、鼻竇的疾病或咳嗽等，對於急性症狀每天重複 2~3 次。經常用於吸入法的精油有：當歸、松木、茶樹、尤加利樹、檸檬草、麝香草、鼠尾草、牛膝草、杜松、綠花白千層、絲柏、羅馬洋甘菊、雪松、檸檬。針對靜脈竇與呼吸道阻塞或感染，吸入法特別有效，這方法也能促進肌膚再水合作用。

方　法

透過鼻吸入（藉著口呼出）達到鼻腔部位，透過口吸入（藉著鼻呼出）達到胸腔部位，這樣的安全治療方式能每日重複數次。

- 將 6 滴的精油加入一碗溫的或熱水中，確保水溫不要過熱，預防熱蒸汽燙傷鼻腔或呼吸通道。在頭部覆蓋上毛巾，靠近碗吸入蒸汽。保持眼睛閉闔，並且為了可能有液狀物排出，需隨手準備一些面紙。

- 小型的吸入法利用將 2~3 滴精油滴在你手心上，快速摩擦雙手掌，然後手放在頭前方，覆蓋口或鼻吸入。

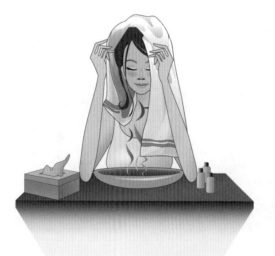

▶圖 5-2　精油吸入法

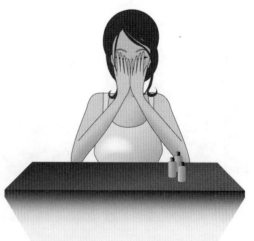

▶圖 5-3　小型吸入法

- 蒸臉：主要是幫助皮膚深層清潔適合任何皮膚型態，蒸臉之後請冷噴清水或花水補充水分。精油使用於蒸臉的有羅馬／德國洋甘菊、鼠尾草、橙花、薰衣草、檸檬草、雪松、西洋蓍草。

- 乾吸法：將 6~10 滴的純精油滴在手帕上然後靠近鼻子深深吸入，此法特別適合氣喘患者使用或是出外旅行針對暈車、船、機、時差、水土不服等狀況。佛手柑、萊姆、苦橙葉、薄荷、檸檬，上述蒸臉的精油也可使用於乾吸法。

三、擴香器或精油薰香爐

薰蒸法主要目的是創造一種獨特的環境，而影響在環境之中的人情緒狀況。薰香器並不是一種有效的吸入使用方法，不能傳遞任何重要的身體功效。

方　法

將薰香器的碟皿或碗狀物裝滿水，加入 6~8 滴精油，在器皿下方點燃蠟燭，將水加熱。有一些是電子擴香器，只需要插上插頭即可。

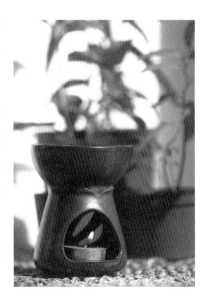

- 薰香器的運作是藉著水蒸汽的作用帶著精油珠至空氣中，因而人可發覺（聞到）氣味的存在。電子擴香器運作方式就和薰蒸爐（點蠟燭）相同，運用水的電子擴香器（有些是不需使用水）可達成更有效的擴散芳香氣味。

- 經常清洗你的薰香器是非常重要的，避免蠟燭座的碳囤積（黑色堆積物）（使用石蠟蠟燭），並避免過多精油殘留在碟皿上。

- 注意空氣流動會影響薰香器的功效，檢查窗戶、門、空調裝置等位置。

❄ 四、泡澡

　　泡溫水澡是非常好的療法，在其中添加精油可顯著提升效果。芳香療法泡澡針對於疲勞或痠痛肌肉、全身放鬆和一特定部位鎮靜功效非常好。

方 法

　　將溫水加入澡缸至想要的高度，混合 6 滴精油和 6 滴純精油均勻液。將混合精油加入澡缸中，攪動水，使精油分散於水。

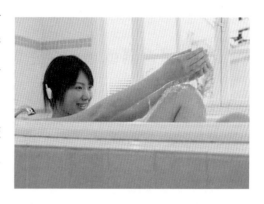

- 純精油均勻液（也是一種溶解劑）常被使用於混和精油和水或將精油散布於水之用。

- 使用純精油均勻液對於避免肌膚接觸純質精油的問題，和確保有效覆蓋全身是重要的。

- 不建議精油加入基礎油作為泡澡之用，除非你特別想給予肌膚一個熱油療程。

- SPA 泡澡時可以添加精油（精油不會造成設備任何損害）。

❄ 五、足浴

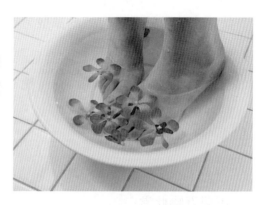

　　足浴對於足部治療非常好，對於某些無法做正常泡澡的人，足浴可以作為取代。

- 足部相當敏感，可有效地吸收精油。

- 使用與一般泡澡的相同精油劑量。

方　法

　　將溫水加入盆皿至一定的高度，混合 6 滴精油和 6 滴純精油均勻液。將混合精油加入盆皿中，攪動水，使精油分散於水。在盆皿底部放入圓滑之石頭，更能享受於足部按摩，放鬆疲勞的雙腳。

六、按敷

　　按敷對於治療痠痛非常有效（肌肉、關節、痙攣、頭痛等），利用溫度促進氣血循環。

方　法

　　將碗盆裝滿溫水，混合六滴精油和六滴純精油均勻液。將混合物加入水中，毛巾摺疊成長條狀或方狀，浸沒於水中。接著溫和

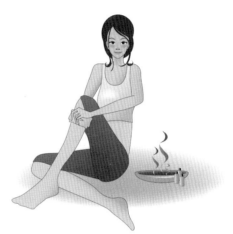

▶ 圖 5-4　精油按敷

擰乾毛巾，敷蓋於治療部位，將毛巾穩固放置於部位。當接觸肌膚上的毛巾溫度冷卻，將毛巾放回水中，每當需要就重複以上步驟。假如需要，按敷法每天可施行數次。

七、漱口

　　可有效處理口腔或喉嚨感染。

方　法

　　混合 2~3 滴精油和 3 滴純精油均勻液，之後加入半杯水混合均勻。清洗口腔四周、漱口，並將水吐出。

- 嘴巴可能會感覺到有刺痛感，這會持續幾分鐘之久，此氣味也有些不受喜歡。

- 不要吞嚥此漱口水（假若不小心吞嚥少量漱口水，不會造成健康危險）。

八、噴霧

可有效將精油散布在特定的肌膚部位（例如頭皮或足部）或特定的環境中。

方　法

準備一個 100 毫升的噴霧玻璃瓶，在瓶中混合 10 滴精油和 10 滴純精油均勻液，搖動玻璃瓶將所有的成分混合均勻，加入水至預期的高度。第一次使用前需搖晃均勻。

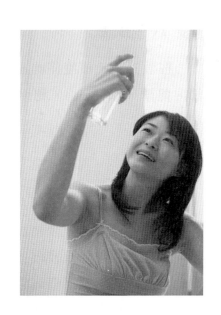

- 沒有純精油均勻液無法使用這個方式，因為精油會漂浮在水面上而不能進入噴霧裝置中。

- 噴霧法可作為病患和他們環境的氣味清新劑，或是將特定的精油帶到一些不能接觸的特殊部位。

九、局部純質精油的使用

純精油（未稀釋）通常不建議直接塗抹於肌膚，但下述情況可直接使用。

- 薰衣草針對於燙傷、小割傷、擦傷或蚊蟲咬傷。

- 薰衣草、刺蕊草、玫瑰草和其他特別針對傷口治療的精油。

- 茶樹針對丘疹，如痤瘡和面皰。

- 檸檬針對雞眼和疣。

5.4 精油透過哪些系統進入人體

 一、皮膚系統

皮膚是身體最大的器官，在皮膚上也存在有毛囊、豎毛肌、指甲、皮脂腺、汗腺等附屬器官（圖 5-5），故具有吸收、呼吸、排泄、感覺、調節體溫、保護身體、形成維生素 D 等功能，面積以成年人而言約為 1.6 平方公尺，分為表皮、真皮和皮下組織三個部分。

皮膚的厚薄度會因為年齡、性別、部位等因素而不同，通常眼瞼部位的皮膚最薄，而手、腳掌的皮膚最厚。

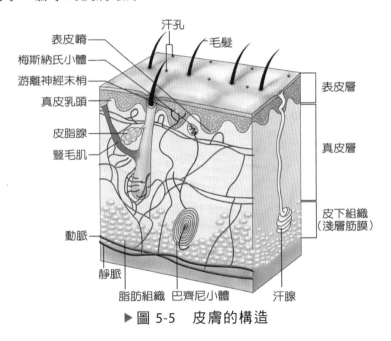

▶ 圖 5-5　皮膚的構造

芳香療法就是經由皮膚的吸收進入血液循環，讓精油分子透過表皮皮膚進入真皮層，再經由毛細血管循環至全身；精油具高度親脂性，其滲入肌膚的途徑包括：一是通過表皮，滲入細胞和細胞間隙；二是經汗腺、毛囊、皮脂腺等器官，到達細胞液，再經由微血管、血液及組織液間輸送。

　　透過肌膚可到達血液及淋巴液循環而發揮其功效，最大優點是可直接將精油塗在需要部位，如疼痛或發炎狀況。故精油分子經由皮膚、淋巴、血液與細胞間質傳到身體各個部位，按摩後，血液、尿液中會出現精油的成分。毛孔阻塞或皮下脂肪太厚皮膚，會阻礙精油的吸收，透過沐浴、按摩，可提高精油的滲透，尤其在下腹、大腿內側及上臂的地方，可幫助芳香分子的被吸收。

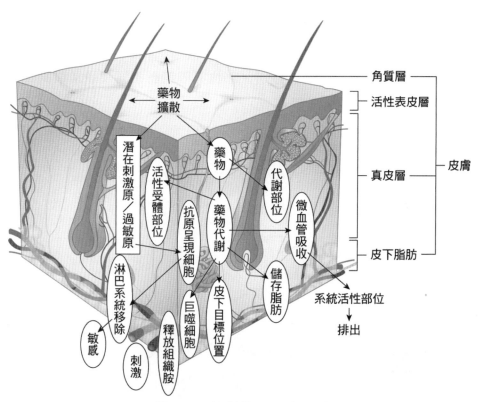

▶圖 5-6　物質進入皮膚系統

二、呼吸系統

　　遠古時代，氣味能幫助人類接近獵物、攻擊敵人、逃離危險或吸引異性，氣味更能啟發潛意識及超意識，藉此淨化澄清心靈、放鬆情緒、喚醒記憶、提高警覺。嗅覺是大腦與外在直接接觸的器官之一，氣味能直接作用於大腦，影響情緒，是因為精油分子與嗅覺接收器及嗅球結合，再與邊緣系統作用而引發一連串的酵素反應及神經衝動。

　　嗅覺細胞是一種延伸於腦部之外的腦細胞，也是唯一能再生的神經細胞，它是一種化學的觸覺感官，經由鼻子直接串連腦部及外在環境。嗅覺接收器延伸到腦部僅 3 吋距離，可直接傳遞至大腦邊緣系統，無須經由丘腦或脊髓的轉換。嗅覺系統是一個能夠穿過血液循環進入腦部屏障的通道，因此藉由呼吸，精油能快速影響情緒。大部分藥品包括鎮靜劑，分子過大而不能經由微細血管進入腦部，造成腦部疾病治療成效有限。化學毒劑氰化物注射 2~3 分鐘可置人於死地，相同劑量吸入則僅要 10 秒鐘。

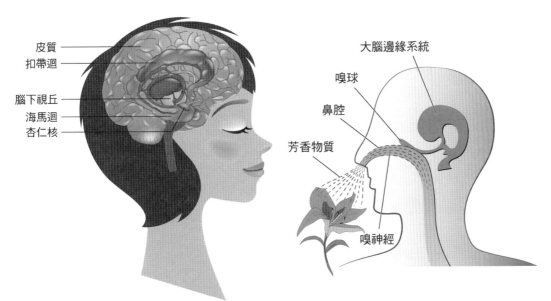

▶ 圖 5-7　大腦邊緣系統作用部位　　　　▶ 圖 5-8　氣味吸入人體方式

　　人類能區分一萬種香味，嗅覺細胞纖毛上有許多嗅味接受器，氣味分子透過黏液的擴散到達嗅味接受器，再抵達嗅球。嗅覺可激發自主神經反應，作用於邊緣系統，邊緣系統是大腦最古老的區域，對學習、記憶、情緒很重要，由海馬迴、杏仁核、中隔區及部分腦皮質區所組成。心理與生理是密不可分相互影響的整體，藉由大腦的情緒反應，可改善生理問題。而精油能在體內暢行的特質，遂成為最佳的藥劑輸送系統。

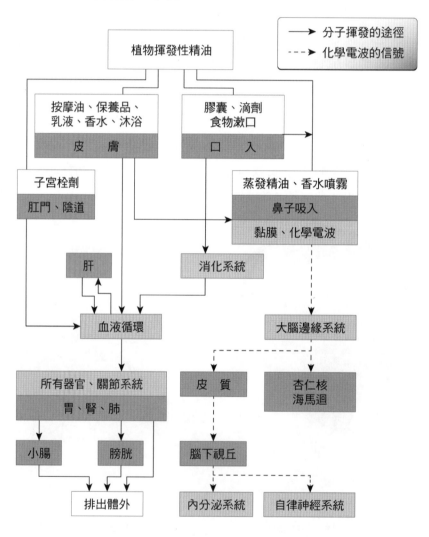

▶ 圖 5-9　精油進入人體內的途徑

　　芳香精油藉由吸入經過肺泡、血液循環系統，帶到全身細胞及組織之中，發揮抗菌、抗發炎、激活、提升免疫力、增加細胞含氧等功效。精油的精微振動能量更能激發功能低下的器官，回復自癒的修護力或活力，體內累積的廢物毒素也能藉著肺循環由呼吸中帶出體外。

芳香療法的運作

　　首先我們必須承認，芳香療法有部分是經過科學研究證實，而有一部分我們相信是真實的。這並不是代表部分答案比另一部分答案還可靠，而是這些許多人相信的事實，還未經由科學證實答案的存在。因為這個問題有著許多不同的主張，這一節內容僅供基於參考。

　　精油被人體吸收的方式可區分為經皮膚吸收、經鼻吸收、經消化道吸收、經黏膜吸收（口腔、陰道及直腸）等（Jager 等人，1992）。

1. **經皮膚吸收**：透過撫觸按摩、濕敷及泡澡等方式。

2. **經鼻吸收**：分為直接嗅吸及間接嗅吸，或有蒸汽及無蒸汽等方式。

3. **經消化道吸收**：透過膠囊或以蜂蜜、酒精、稀釋劑等物質稀釋後使用。

4. **經黏膜吸收**：透過漱口、灌洗、子宮托、栓劑等方式。

- 經由皮膚吸收：芳香分子的分子很小，能夠輕易穿過表皮層進入到真皮層、皮下組織，再透過血液、淋巴循環到全身，除影響皮膚狀態，也使特定神經傳導物質發生變化。精油較易滲透、吸收的部位：額頭、頭皮、腳部、臀部、手部、腹部，可使用精油進行芳香按摩，再結合按、摩、掐、揉、推、運、搖、搓八式按摩手技，讓精油的治療特質，透過心與手的正面能量運作，經由皮膚吸收後帶來療癒的效果。

- 經由鼻（呼吸道）吸收：精油可經由鼻腔的嗅覺接受體，影響呼吸和神經傳導，更能通過「腦血管障壁」對欲通過血液進入腦部之物質的阻擋，順利進入腦部前額皮質，處理我們的情緒系統。試聞精油時，應距離精油瓶口 10~15 公分，使用手掌在精油瓶口揮動，讓精油從瓶口少量的揮發至鼻子吸入，才是正確的精油聞法。

若拿到精油就直接往鼻子靠近，會因高純度精油香味太過濃郁，無法令人產生愉悅的感覺。若欲試聞多種精油，建議間隔 5~10 分鐘，否則鈍化的嗅覺，將無法及時體會他種精油的香氣。

- 經由消化道吸收：用於口服的精油在濃度、配方的拿捏上不可不慎，因內服精油猶如內服藥物，會經由消化道黏膜吸收，至肝、腎代謝。口服用油的最佳時機為空腹狀態（如早晨起床後），一般可在兩餐之間或飯前 30 分鐘服用，如是為了處理消化系統問題，則必須在飯後服用。一般而言，芳香分子約 2~4 小時便可排出體外，不過針對神經、呼吸系統，按摩或吸嗅的效果優於口服吸收。

- 經由黏膜吸收：讓精油接觸黏膜使其經由黏膜吸收的方式是專為陰道或肛門感染設計，是將調和基礎油的精油倒在衛生紙上，塗抹於生殖泌尿道或肛門處，每 2~4 小時重複塗擦精油配方一次，搭配灌洗法、坐浴法效果更佳，另可補充乳酸菌，平衡體內正常菌叢。

芳香療法應該如何使用一直都是爭議不斷的，有些人認為芳香療法只能用嗅吸的方式使用。在世界各地都可以找到芳香療法搭配撫觸按摩，以撫慰溫暖的撫觸讓精油透過皮膚吸收，能有助於強化及延長精油的療效。有些人認為透過舌下、肛門及陰道等路徑使用精油時的吸收效率最高。有些人則認為精油最有效的使用方法為口服方式。口服、局部塗抹（皮膚或黏膜）及嗅吸等方式的代謝機轉均不同。

精油如何被吸收的研究上，大多是將動物毛髮剃除後直接注射到腹腔內來進行，但在人體皮膚或口服的相關研究上則較少見。有研究發現嗅吸精油會對人類大腦產生影響。

5.5 芳香療法對於人體的作用

芳香療法可在四種不同的路徑潛在的運作，可分別也可共同運作。

一、嗅覺反應

為了聞到芳香氣味，我們透過鼻吸讓空氣進入鼻腔，植物精油的芳香分子經空氣作用而被吸入至鼻腔通道中。這些芳香分子向上抵達鼻子頂端與「嗅覺受體」做接觸，嗅覺受體是提出像絨毛般的特殊細胞，稱為纖毛，統稱嗅覺上皮。嗅覺上皮一接觸就開始進入化學程序，而產生潛在的作用或訊息經由嗅覺神經傳送至大腦的幾個區域：邊緣系統、杏仁核和大腦皮質額葉。

第一次接觸這些芳香分子產生的作用，主要的理論是分子藉著幾個不同的特定嗅覺受體相連繫而形成一種模式，這些嗅覺受體被認為具有不同大小和形狀，因此每種受體只能和一特定的分子大小和形狀做連繫，而每種特定分子可適合數個嗅覺受體。芳香分子被認為會在上皮黏膜與特殊的蛋白質做連繫，改變或變更它們的自然特性，這些蛋白質被認為在連繫過程中具有某些影響作用，因而有一開始的潛在作用或訊息。芳香分子經由這種接觸形成一種「連繫的模式」，並且將這種模式化學轉換成信息傳送到大腦。

大腦的邊緣系統區域接收芳香信息，會進行無意識的反應，不需要我們的意識參與。邊緣系統區域負責我們的基本情感表現，像是恐懼、飢餓和性慾，這些刺激使情感產生反應時是瞬間、無意識的，並且不需要經過意識的思考。如聞到正在烹飪食物的氣味會有飢餓感，因為杏仁核是記憶系統的一部分，所以當接收到芳香的信息會有喚起記憶的自動反應。又如「薰衣草會讓我想起我的祖母，因為她經常用薰衣草的花薰香衣服」這個芳香的信息，會進入大腦的皮質前葉區域做特殊的辨認，而「我聞到薰衣草氣味」這種作用可能也會對精神上有激勵的效果。

氣味或香味會影響人的情緒，這點科學也同意。好的或愉悅的香味會引起正面情緒反應，令人不愉快的氣味會引起負面的情緒，而令人愉快的香味也可以將負面的情緒轉變為正面的情緒。經過多年的經驗顯示，某些精油對於大多數的人會誘發特定情緒反應，可能是由於精油中的化學結構使然，如酯類可以

鎮靜，醛類有安定作用，醇類具提振和激勵等功能。因此為人選擇個別使用的精油（或調配油），會有特定的情緒反應（薰衣草平衡、鼠尾草心情愉快、檸檬草激勵、迷迭香醒腦等等）。而假使一個人對於某種氣味擁有負面的記憶，不論其精油化學結構成分的預期影響，都將可能造成負面的情緒功效。

　　值得注意的是，意識思維可以壓抑潛意識的反應，在這種情況下，若使用者不允許精油藉由意識的運作，並且否決精油具有正面功效的這觀念，那麼精油將不會有預期的效果。

　　而當嗅聞太多種不同精油時，會產生嗅覺疲勞的現象，此時只需要聞一聞咖啡豆就可以恢復嗅覺了！在使用天然純質精油時並不會造成任何暈眩或不適的情形，但如果使用有添加化學成分的精油，就可能會造成許多對身體不好的反效果，如：頭痛和反胃等現象，所以在選擇精油時要特別留意，植物精油的芳香氣味強度，並不代表它的療癒或治療效力，太過強烈的香氣，通常是添加合成香料使然；一般市面上的香精（將化學合成物質與天然分子混合重新製造的產品）絕對不可用於芳香療法，因為這類的產品可能會致毒或引發過敏。

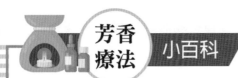

芳香療法 小百科

情緒分子

　　有一個廣為流傳的理論就是，人的情感受啟發和感覺，是因為化學分子反應的結果。情緒或感情（如悲哀、悲傷）的表現，是因為受到刺激（如聽到或看到一些令人悲痛的事）造成某一個特定的分子和某一特定受體神經相連接（一個蛋白質或在一個細胞內）。等到相連接的數量足夠，就會有感情或情緒的表現，在體內產生一個化學反應，則會潛在性的去啟動另一種化學反應。因此，我們可能感覺到某種情感，導致我們體內產生一種或多種的活動，串聯效應就像體內荷爾蒙的啟動，進而影響身體的作用。這或許就是「生存意志或死亡」、「安慰劑效果」的解釋，所以也有可能聞到某種精油而產生情感反應，因此逐漸產生身體的反應。

二、局部肌膚反應

精油是複雜的化學混合體，一種精油含有近 300 種不同的化學結構成分，可以產生許多不同的化學反應。皮膚表面是化學作用活躍的區域，天然酵素、外塗物、各種環境因素等，都共同促成其作用。精油可以殺死細菌（預防傷口感染）和真菌（解決如鵝口瘡和香港腳的症狀），可以作用在皮膚組織，促進傷口康復和減少疤痕產生。精油也可藉著滲透至真皮層改變和平衡肌膚分泌皮脂（天然油脂），改善油性和乾性肌膚表面觸感（觸感佳）和外觀上狀況。局部肌膚反應和精油的香味（嗅覺）沒有任何關係，但是和使用者是否相信芳香療法有很大關係。

三、體內的作用

精油利用口服或陰道栓劑的方式進入體內會產生特殊明顯的效果，這點是毫無疑問的，其他的運作方式即是通常引起爭論的地方。許多芳香治療師相信，精油可以經由皮膚的吸收進入血液循環，依照精油所含的化學成分傳送至體內的特定位置，進而修復疾病或問題。同時他們也相信精油經皮膚吸收後，會直接作用在塗抹該部位下的組織或器官。這信念藉由一些我們已知大約有數百年之久，許多芳香療法書籍也有記載相關的使用指示（如急性結腸炎或腸胃不適，可以將薄荷精油塗抹在腹部）。

這些爭議點在於，早期的書籍引述許多使用指示都是參考一般藥草配製內服的方法，同一種植物的精油和草藥劑可能有相似特性。但是事實上它們的化學物質不同，可能具有不同的反應，也由於使用方法不同，產生的效果也大不相同，如內服的草藥劑所得的結果和精油按摩於皮膚的結果是不同的。

四、能量反應

所有事物都有能量，而且許多人相信精油具有可與體內能量相互作用的強力治癒能力。人體就像是「熱導線」，會自動對事物產生反應，像是精油，好的（正面的）香味對身體是好的，將自動做出生理上和精神上正向行為的反應。

另一種解釋是，宇宙所有事物都有能量，各自有不同的力量影響著人的情感和身體，如植物、石頭、水、人類、動物、氣輪、氣體、灌木花精、寶石、水晶和靈體。人體有和天然植物的物質相結合的基因，藉此連繫超過百萬年世代，以植物作為食物與醫藥。數多年經驗證實，精油的能量對人類的反應特別好，可顯現出立即的效果，一經顯露可以維持數小時或數天的效果。

五、結論

所以「芳香療法如何運作」這個問題，最後答案可能全憑你的相信的方式，香味的確能影響情緒，精油確實能對皮膚的一些狀況產生作用。藉由皮膚吸收可能有其他的身體反應，具有可能與人體本身能量相互作用與影響的能量。

5.6 精油之功效及運用

精油對人體內各系統最常見的各種功效及運用。

一、皮膚

皮膚系統位於體表，是人體最大器官，主要功能為保護身體，可以防止病菌的入侵。另外，皮膚亦具有調節體溫、接受溫度及觸壓等外來刺激及排除代謝廢物等功能。

皮膚的構造

皮膚由表皮、真皮及皮下組織所組成，並含有皮膚衍生物，如毛髮、指甲、汗腺及皮脂腺等。

・ 表皮層

表皮是皮膚最外層，由外向內可分為 5 層。

1. 角質層：由 20~30 層扁平死細胞組成，含有角蛋白，具有防水功能。

2. 透明層：由 2~3 層核已消失的扁平透明細胞組成，在手掌及足部特別明顯。

3. 顆粒層：由 2~4 層扁平細胞構成，含有透明角質顆粒而得名。

4. 棘細胞層：由 4~8 層棘細胞構成，細胞以棘互相連結而得名。

5. 基底層：此層細胞具有細胞分裂能力，能逐漸向上推移、角化變形，最後形成角質層而脫落。

・ 真皮層

真皮是構成皮膚的主要部分，其構造主要由膠原纖維及彈性纖維組成。

1. 膠原纖維：為真皮主要成分，約占 70%。由於纖維呈螺旋狀，故具有伸縮性。

2. 彈力纖維：賦予皮膚彈性。

・ 皮下層

皮下脂肪是由疏鬆的結締組織構成的皮下組織，是體內儲存脂肪的部位，可防止體熱散失。

表皮層沒有血管通過，芳香分子不會在表皮停留，而且它的分子量很小，透過按摩進入皮膚，能夠輕易穿過表皮層到達真皮層，透過毛囊可以到達微血管，並經由血液循環送到其他器官作用。

影響皮膚吸收精油的條件

1. 角質厚薄：角質薄吸收速度較角質厚吸收的速度快。

2. 皮膚保濕度：在洗完澡，皮膚溫暖濕潤的情況下使用精油，其精油吸收滲透的速度會加速。

3. 覆蓋：精油分子具揮發性，以覆蓋方式可加強精油的滲透吸收，如處理傷口可以紗布覆蓋，以加速精油吸收。

4. 溫度：利用泡澡、運動及按摩，可升高體溫，加速血液循環，將可加速精油的吸收。

皮膚系統之精油處方

以下針對各種不同的皮膚狀態，提供精油的治療特性及運用。

· **正常皮膚**

1. 建議使用的精油及基礎油：具有保濕滋潤效果，如：德國洋甘菊、薰衣草、天竺葵、橙花、玫瑰、玫瑰草、紫檀木、檀香木、香水樹等；基礎油適用：甜杏仁油、杏桃油、荷荷芭油。

2. 建議配方及使用方法：基礎油＋紫檀木、薰衣草、天竺葵，進行按摩。

· **油性皮膚**

1. 建議使用的精油及基礎油：可降低皮脂的分泌量，如：大西洋雪松、絲柏、天竺葵、葡萄柚、薰衣草、檀香木等；基礎油適用：杏桃油、荷荷芭油。

2. 建議配方及使用方法：基礎油＋葡萄柚、大西洋雪松、天竺葵，進行按摩。

· **乾性皮膚**

1. 建議使用的精油及基礎油：滋潤皮膚並預防水分流失，如：羅馬洋甘菊、德國洋甘菊、橙花、玫瑰、茉莉、薰衣草、天竺葵、玫瑰草、紫檀木、檀香

木；基礎油適用：甜杏仁油、杏桃油、荷荷芭油、酪梨油、月見草油、胡蘿蔔籽浸泡油。

2. 建議配方：基礎油＋紫檀木、橙花、天竺葵，進行按摩。

‧ 缺水性皮膚

1. 建議使用的精油及基礎油：可平衡皮膚油質分泌與保濕滋潤之功效，如：薰衣草、天竺葵、羅馬洋甘菊、德國洋甘菊、橙花、玫瑰、檀香木；基礎油適用：甜杏仁油、荷荷芭油。

2. 建議配方及使用方法：基礎油＋天竺葵、玫瑰、檀香木，進行按摩。

‧ 老化之皮膚

1. 建議使用的精油及基礎油：具有保濕抗皺、回春之功效，如：玫瑰草、紫檀木、檀香木、橙花、薰衣草、刺蕊草、乳香；基礎油適用：玫瑰果油、荷荷芭油、小麥胚芽油。

2. 建議配方及使用方法：基礎油＋乳香、橙花、玫瑰草，進行按摩。

‧ 敏感皮膚

1. 建議使用的精油及基礎油：選擇適合敏感性皮膚之精油時要格外小心，稀釋濃度要很低，臉部建議濃度為 0.5~1%，如：德國洋甘菊、橙花、永久花、檀香木、玫瑰；基礎油適用：杏桃油、荷荷芭油、月見草油、金盞花浸泡油。

2. 建議配方及使用方法：基礎油＋德國洋甘菊、橙花、檀香木，進行按摩。

‧ 改善粉刺皮膚

1. 建議使用的精油及基礎油：具有殺菌消毒之功效並能提升免疫力，如：佛手柑、白千層、天竺葵、杜松、薰衣草、檸檬、萊姆、紅柑、橙花、綠花白千層、玫瑰草、苦橙葉、茶樹、檀香木。基礎油適用：杏桃油、甜杏仁油、夏威夷果油。

2. 建議配方及使用方法：基礎油＋佛手柑、天竺葵、薰衣草，進行按摩。

· 改善單純性疱疹

1. 建議使用的精油：具有殺菌消毒之功效，並能提升免疫力，如：佛手柑、白千層、檸檬、綠花白千層、茶樹、天竺葵、尤加利樹、香蜂草、玫瑰、羅文莎葉。

2. 建議配方及使用方法：
   (1) 尤加利樹、茶樹、佛手柑各一滴塗抹於患處。
   (2) 玫瑰、香蜂草各一滴塗抹於患處。

· 改善牛皮癬

1. 建議使用的精油：佛手柑、白千層、薰衣草、德國洋甘菊、檀香木、義大利永久花、西洋蓍草、杜松。

2. 建議配方及使用方法：月見草油＋德國洋甘菊、檀香木、義大利永久花抹於患處。

· 改善褥瘡

1. 建議使用的精油：薰衣草、德國洋甘菊、山艾。

2. 建議配方及使用方法：以薰衣草、德國洋甘菊、山艾＋金盞花浸泡油＋琉璃苣油與乳油木果油抹於患處。

· 改善濕疹和皮膚炎

　　濕疹是一種常被用來描述皮膚炎的通稱，濕疹定義為一種「常見的發癢性皮膚疾病，特徵為皮膚發紅（起紅疹）和起水泡，導致液體滲出和結痂」。濕疹可分為特定性與廣義性兩種：特定性的（包括異位性和過敏性）；廣義性可分成四種：過敏性、異位性、刺激性、脂漏性。

1. 建議使用的精油：

　　佛手柑、大西洋雪松、維吉尼亞雪松、德國／羅馬洋甘菊、永久花、杜松、真正薰衣草、沒藥、茶樹、刺蕊草、檀香木、西洋蓍草、胡蘿蔔籽、迷迭香、茴香、乳香。

2. 建議配方及使用方法：

   (1) 降低發癢（配方稀釋濃度為 1%）：檀香木、薰衣草、德國洋甘菊＋無香精基礎霜。

   (2) 消除毒素（配方稀釋濃度為 1%）：永久花、胡蘿蔔籽、迷迭香（增加前 2 項精油之協同作用）＋無香精基礎霜。

   (3) 抗發炎與外傷（配方稀釋濃度為 1%）：德國洋甘菊、永久花、西洋蓍草＋無香精基礎霜。

   (4) 真正薰衣草 4 滴＋德國洋甘菊 3 滴＋杜松 3 滴＋30mL 甜杏仁油，早晚塗抹患部。

・改善癤瘡和癤

1. 建議使用的精油：佛手柑、天竺葵、葡萄柚、真正薰衣草、檸檬、胡蘿蔔籽、杜松、迷迭香、茶樹、麝香草。

2. 建議配方及使用方法：以茶樹、真正薰衣草、佛手柑熱敷。

・香港腳及灰指甲

　　香港腳（足癬）是已開發國家中最常見的表層皮癬菌感染形式，而且約 10% 的人口受到感染。灰指甲（有時稱為甲癬）是一種表層的真菌感染，會破壞整個指甲組織，它算是足癬的表親，會引發香港腳，它的傳染性比香港腳低，但創傷後，對指甲床的感染性會增強，一旦感染了，就很難完全根除。症狀是變厚的指甲會變色，變脆，最後脫落。

1. 建議使用的精油：真正薰衣草、茶樹、沒藥、絲柏。

2. 建議配方及使用方法：

(1) 足浴：茶樹 2 滴＋真正薰衣草 2 滴＋35~40 度溫水。

(2) 早晚塗抹直到皮膚痊癒為止：茶樹 2 滴＋真正薰衣草 2 滴＋絲柏 2 滴＋金盞花浸泡油 5mL＋無香精基礎霜 5mL。

• 割傷、蚊蟲咬傷及斑點之消毒

1. 建議使用的精油：羅馬／德國洋甘菊、乳香、尤加利樹、薰衣草、茶樹、檸檬、麝香草。

2. 建議配方及使用方法：

(1) 割傷：茶樹＋真正薰衣草，直接使用在患處。

(2) 蚊蟲咬傷：真正薰衣草＋麝香草，直接使用在患處。

(3) 斑點：真正薰衣草 2 滴＋檸檬 2 滴＋玫瑰果油 5mL＋無香精基礎霜 5mL，於晚上塗抹。

• 運動傷害（拉傷）

1. 建議使用的精油：羅馬／德國洋甘菊、馬喬蓮、黑胡椒、尤加利、迷迭香、真正薰衣草、茶樹、沒藥、薄荷、樺木、羅勒、永久花、丁香。

2. 建議配方及使用方法：

(1) 以薰衣草、茶樹、沒藥、薄荷＋山金車浸泡油，抹於患處。

(2) 德國洋甘菊 2 滴＋樺木 2 滴＋山金車浸泡油 5mL，塗抹於患處後 24 小時內冰敷，24~48 小時後熱敷。

• 燙傷、割傷、疤痕之加強復原

1. 建議使用的精油：真正薰衣草、德國洋甘菊、玫瑰、乳香、天竺葵、永久花、茶樹、尤加利樹、沒藥、昆日亞。

2. 建議配方及使用方法：
   (1) 以薰衣草、德國洋甘菊、玫瑰、乳香、天竺葵＋醫學萬用蘆薈膠，抹於患處。
   (2) 燙傷：真正薰衣草 2 滴＋乳香 2 滴，直接使用在患處。
   (3) 傷口加強復原：沒藥 2 滴＋茶樹 2 滴＋昆日亞 2 滴，直接使用在患處。

・**過度流汗之去除異味及清洗**

1. 建議使用的精油：真正薰衣草、佛手柑、杜松、絲柏、檸檬草。

2. 建議配方及使用方法：
   (1) 足浴、泡澡：杜松 3 滴＋絲柏 3 滴。
   (2) 噴霧：佛手柑 5 滴＋檸檬草 5 滴＋蒸餾水 100mL。

二、骨骼及肌肉系統

　　人體骨骼系統是由 206 塊骨頭及超過 200 個關節所組成，其功能如下：

1. 提供身體一個具有支持功能的堅硬支架，維持人體的外型。

2. 具有保護體內的重要器官，如腦、骨髓、心臟及肺臟等功能。

3. 提供肌肉的附著，使肌肉收縮得以牽動骨骼，引起各式的運動。

4. 紅骨髓具有造血的功能，能製造紅血球，提供身體所需。

骨骼的分類

　　身體所有骨骼，依形狀可區分為四大類型：

1. 長骨：長度較寬度為大，由骨髓及骨幹組成，如上肢的肱骨及下肢的股骨。

2. 短股：長和寬略為相等，如手部的腕骨。

3. 扁平骨：薄片狀骨骼，如顱骨及肩胛骨等。

4. 不規則骨：如脊椎骨及顴骨。

關節的類型

關節是骨頭與骨頭連結的地方，由結締組織完成連接的任務。連接的骨端通常有軟骨覆蓋，可減少骨頭的磨損。關節鄰近有韌帶、肌肉及肌腱等附屬結構，可穩定關節的作用。不會因關節的活動，而造成脫臼。依關節活動程度可分為：

1. 不動關節：一種不具活動性之關節，如：顱骨之骨縫。

2. 微動關節：關節可做有限度之活動，如：脊椎骨之間的關節。

3. 可動關節：關節可做各種自由活動，如：腕關節。

肌肉組織的種類

肌肉組織具有興奮性、收縮性及彈性等四種特性，並可執行運動、維持姿勢及產生熱量等功能。

肌肉依細胞結構特性，存在位置及神經控制分為骨骼肌、心肌及平滑肌三種。骨骼肌以肌腱附著於骨骼，其收縮可以帶動依附骨骼，產生運動。骨骼肌的運動，是可隨意識控制，故又稱為隨意肌。心肌及平滑肌的運動，不能隨意識控制，故又稱為不隨意肌，其活動主要是受自主（律）神經的控制。

骨骼肌肉系統常見疾病及芳香療法處理

‧ 關節炎

關節炎為最常見的慢性疾病之一，凡是關節軟骨退化或結締組織發炎，造成關節疼痛，而影響關節的正常活動，都可稱為關節炎。大部分的關節炎與老化有關，退化性關節炎是最常見的關節炎，主要是關節軟骨磨損和退化所致，症狀為關節腫脹、疼痛。

　　芳香療法可運用水療、泡澡、按摩方式，搭配具有消炎、止痛、排毒及刺激局部循環的精油，將可使關節患者肌肉放鬆、改善循環，達到止痛消炎的治療目標。

1. 建議使用於治療關節炎的精油及基礎油：德國洋甘菊、馬喬蓮、杜松、黑胡椒、尤加利、迷迭香、白千層、丁香（花苞）、肉桂、胡蘿蔔籽、薰衣草、麝香草、檸檬、松木、永久花及生薑等。基礎油適合：聖約翰草或山金車浸泡油。

2. 建議配方及使用方法：
   (1) 按摩療法：德國洋甘菊＋迷迭香＋杜松＋生薑，以甜杏仁油稀釋按摩。或是配方基礎油＋黑胡椒、馬喬蓮、薰衣草、生薑。但處於嚴重發炎時，不宜按摩。
   (2) 熱敷或泡澡：德國洋甘菊、生薑、杜松。

· 肩頸痠痛

　　在健康的族群中，有 4 成以上有肩頸痠痛的經驗，在造成肩頸痠痛的主要原因與長時間在姿勢不良情況下工作有關。最常見的不良姿勢是彎腰駝背，頭往前傾，使頸椎承受額外壓力，也使肌肉增加負擔，而導致發炎現象。另外，工作壓力大或情緒緊張，也會使病情更加惡化。

1. 建議使用的精油：芳香療法可用按摩、熱敷及水療，並搭配上活絡及提高肌肉張力的精油，包括德國洋甘菊、馬喬蓮、薑、迷迭香、尤加利等精油，若因壓力引起背部緊繃疼痛，則可用舒壓精油，如薰衣草、佛手柑及橙花等精油，並且搭配薰香及冥想，達到放鬆的目的。

2. 建議配方及使用方法：
   (1) 按摩療法：迷迭香＋馬喬蓮＋薑＋德國洋甘菊，以甜杏仁油稀釋按摩患部。
   (2) 沐浴療法：馬喬蓮＋迷迭香＋尤加利＋薑，泡澡 15 分鐘。

・坐骨神經痛

　　坐骨神經痛，是因為坐骨神經發炎所引起的。坐骨神經來自腰椎，經臀部、大腿、小腿後側至腳底。坐骨神經痛最大的原因是因為腰椎間盤突出，往後壓迫到坐骨神經所致，通常好發於第四與第五腰椎與薦椎間，而造成臀部及下肢後側的疼痛。

1. 建議使用精油：助於改善坐骨神經痛的精油有黑胡椒、白千層、丁香（花苞）、德國洋甘菊、肉桂、尤加利樹、生薑、杜松、薰衣草、馬喬蓮、薄荷、迷迭香、麝香草。

2. 建議配方及使用方法：
   (1) 按摩療法：以杜松＋薰衣草稀釋於基礎油，按摩坐骨及大腿患部。
   (2) 以德國洋甘菊、迷迭香、薰衣草進行冷敷，坐骨神經痛疼痛劇烈時，不宜按摩，只能冷敷來舒緩疼痛與發炎。

・肌肉痙攣

　　肌肉筋攣即肌肉抽筋，是指肌肉突然不自主的強直收縮的現象，而造成肌肉僵硬、疼痛和腫脹。引起肌肉痙攣的原因主要有疲勞、電解質不平衡及寒冷的刺激。因此痙攣常見於運動，主要是因運動會造成乳酸堆積，而引起肌肉疲勞及出汗會造成電解質的流失所致。

1. 建議使用於改善抽筋的精油及基礎油：黑胡椒、羅馬洋甘菊、快樂鼠尾草、絲柏、天竺葵、馬喬蓮、薰衣草、麝香草、迷迭香。基礎油適用：金盞花浸泡油。

2. 建議配方及使用方法：
   (1) 沐浴療法：德國洋甘菊 3 滴＋迷迭香 3 滴＋黑胡椒 3 滴，每晚泡澡 15 分鐘，放鬆肌肉。
   (2) 按摩療法：
   　　a. 德國洋甘菊 3 滴＋迷迭香 3 滴＋黑胡椒 3 滴，並以 10mL 甜杏仁油稀釋按摩。

b. 真正薰衣草 2 滴＋迷迭香 2 滴＋馬喬蓮 2 滴＋甜杏仁油 10mL。

(3) 熱敷：黑胡椒、真正薰衣草、迷迭香，可先溫敷完後再進行按摩。

・痛風

1. 建議使用於改善痛風的精油及基礎油：胡蘿蔔籽、迷迭香、杜松、檸檬、松木、羅馬洋甘菊、德國洋甘菊、生薑、薰衣草、薄荷、尤加利樹、西洋蓍草、麝香草。基礎油適用：荷荷芭油。

2. 建議配方及使用方法：

(1) 泡澡：羅馬洋甘菊 2 滴＋真正薰衣草 2 滴＋尤加利 2 滴。

(2) 按摩：荷荷芭油 10mL＋德國洋甘菊 1 滴＋薄荷 2 滴＋尤加利 1 滴＋真正薰衣草 2 滴＋迷迭香 2 滴。

・扭傷

1. 建議使用於改善扭傷的精油及基礎油：黑胡椒、丁香（花苞）、德國洋甘菊、肉荳蔻、生薑、杜松、薰衣草、檸檬草、馬喬蓮、薄荷、迷迭香、麝香草；基礎油適合：山金車浸泡油。

2. 建議配方及使用方法：

(1) 冷敷：德國洋甘菊、迷迭香、薰衣草。

(2) 按摩：山金車浸泡油 5mL＋薰衣草 2 滴＋生薑 2 滴＋馬喬蓮 2 滴。

・黏液囊腫

1. 建議使用於改善黏液囊腫的精油：綠花白千層、尤加利樹、生薑、杜松、迷迭香。

2. 建議配方及使用方法：以迷迭香、尤加利、生薑、綠花白千層進行溫敷。

・舒緩肌肉僵硬及關節風濕

1. 建議使用的精油：薄荷、黑胡椒、杜松、迷迭香、馬喬蓮、生薑。

2. 建議配方及使用方法：

(1) 舒緩肌肉僵硬：黑胡椒 2 滴＋生薑 2 滴＋馬喬蓮 2 滴＋山金車浸泡油 5mL，進行按摩。

(2) 關節風濕：德國洋甘菊 2 滴＋薄荷 2 滴＋馬喬蓮 2 滴＋山金車浸泡油 5mL，冷熱交互敷於患部。

‧ 下背部抗發炎

1. 建議使用於下背部的抗發炎精油：杜松、甜茴香、肉荳蔻、羅馬洋甘菊、真正薰衣草、西洋耆草、丁香（花苞）、德國洋甘菊、澳洲藍絲柏、永久花、黑胡椒、生薑。

2. 建議配方及使用方法：

(1) 以乳香、真正薰衣草、羅馬洋甘菊、甜茴香進行冷敷及按摩。

(2) 按敷：黑胡椒 2 滴＋生薑 2 滴＋馬喬蓮 2 滴＋山金車浸泡油 5mL。

‧ 下背痛的鎮痛

1. 建議使用於下背痛的鎮痛精油：辣薄荷、檸檬草、沒藥、真正薰衣草、快樂鼠尾草

2. 建議配方及使用方法：

(1) 以檸檬草、快樂鼠尾草、雪松、松木進行熱敷與按摩。

(2) 按摩：黑胡椒 5 滴＋生薑 5 滴＋山金車浸泡油 5mL。

三、呼吸系統

呼吸系統是人體和外界進行氣體交換的器官。人體將氧氣吸入及二氧化碳呼出，進行氣體交換的過程，就稱為呼吸作用。

呼吸系統的構成主要是由鼻、咽、喉、氣管、支氣管和肺等器官組成。在解剖上，將鼻、咽、喉稱為上呼吸道；氣管、支氣管和肺則稱為下呼吸道。吸入空氣中的氧氣，透過肺泡進入微血管，並隨血液循環將氧氣運送給組織細胞

利用，而組織細胞產生的二氧化碳，亦會隨血液循環送到肺泡，再經由呼氣動作，呼出體外。

呼吸系統的構造及功能

1. 鼻：鼻是呼吸道的起始，可分為內鼻部及外鼻部。外鼻部是由覆蓋著皮膚和裡面襯著黏膜的硬骨和軟骨組成；內鼻部則是位於頭骨下方，口腔上方的顱內空腔。在上鼻道黏膜上，含有豐富的嗅覺接受器，可用於分辨空氣中不同的氣味。

2. 咽：咽是一條由內鼻孔向下延伸到頸部的肌肉通道，可分為鼻咽、口咽及喉咽。咽主要的功能可作空氣及食物的通道及發聲的共鳴腔。

3. 喉：喉是連接咽部與氣管的通道，由 9 塊軟骨所構成。

4. 氣管：氣管位於食道前面，上端由喉開始，下端延伸到第五胸椎處，分成左右主支氣管。

5. 支氣管：氣管在第五胸椎處分支，左主支氣管進入左肺；右主支氣管進入右肺。氣管開始不斷分枝到終末細支氣管，好像樹幹分支到末梢樹枝，因此稱為氣管樹。

6. 肺臟：肺位於胸腔，左右各一，左肺分為二葉；右肺分為三葉。每一肺葉是由肺泡囊組成，而肺泡囊又由肺泡組成，肺泡是肺臟生理功能單位。因肺泡壁薄，且和微血管緊密相連，使氣體容易進出，是氣體交換的主要場所。精油分子由呼吸進入肺部，並在肺泡經過氣體交換，進入血液循環，而運送到身體各器官使用。

呼吸系統最常見的毛病是流行性感冒引起的鼻炎、支氣管炎和肺炎。精油最大特色是具有抗菌的作用，對呼吸系統常見的咳嗽、喉嚨發炎、支氣管炎及肺炎，可以蒸汽吸入及熱敷來治療呼吸道感染所引起的疾病。

建議用來協助一般呼吸系統疾病的精油有羅文莎葉、馬喬蓮、尤加利、薰衣草、蘇格蘭松、綠色白千層、茶樹、絲柏、迷迭香、百里香。以下為呼吸系統常見疾病的芳香療法運用。

呼吸系統常見疾病之芳香療法處理

‧ 感冒

感冒是一種由病毒感染所引起的上呼吸道傳染病，引起感冒的病毒超過 100 種，引起感冒最常見的病毒為鼻病毒。感冒主要症狀有打噴嚏、流鼻水、喉嚨發炎、咳嗽及頭痛等症狀。一般大約 3~7 天可痊癒。流行性感冒則是由流行性感冒病毒引起，其症狀較感冒嚴重，可引起高燒，全身肌肉痠痛，甚至在老人及嬰幼兒在成肺炎，而使其致命。

1. 建議使用的精油：真正薰衣草、尤加利、茶樹、綠花白千層、薄荷、迷迭香、松樹、麝香草、馬喬蓮、香桃木、羅文莎葉。

2. 建議配方及使用方法：
   (1) 薰蒸療法：尤加利 2 滴＋檸檬 2 滴＋茶樹 2 滴，滴入高溫熱水盆，蒙頭薰吸。
   (2) 漱口：茶樹 2 滴加入一杯水漱口。
   (3) 沐浴療法：茶樹 4 滴＋尤加利 4 滴＋佛手柑 2 滴，泡熱水澡 15 分鐘。

‧ 支氣管炎

支氣管炎是指連接氣管和肺部的小氣管發炎。支氣管發炎時，因受刺激而分泌過多黏液，因此導致呼吸困難或咳嗽。

支氣管炎可分為急性支氣管炎和慢性支氣管炎，急性支氣管炎常見於細菌或病毒感染所引起的發炎反應，並以咳嗽、咳痰、頭痛、發燒症狀；慢性支氣管炎發生的原因，則包括：吸菸、空氣汙染、煙塵及冷空氣刺激，其主要症狀為長期咳嗽、咳濃痰、胸痛等。

1. 對支氣管炎有幫助的精油及基礎油：洋茴香、大西洋雪松、羅勒、月桂、綠花白千層、絲柏、甜茴香、永久花、尤加利樹、乳香、牛膝草、檀香木、羅文莎葉、迷迭香、沒藥、薰衣草、香桃木、薄荷、松木、麝香草、茶樹。適用之基礎油：甜杏仁油、杏桃油。

2. 建議配方及使用方法：

    (1) 急性支氣管：

        a. 熱蒸汽吸入：尤加利 3 滴＋麝香草 2 滴＋真正薰衣草 3 滴。

        b. 胸背按摩：尤加利 5 滴＋麝香草 5 滴＋真正薰衣草 10 滴＋20mL 甜杏仁油。

    (2) 慢性支氣管炎：

        a. 沐浴療法：澳洲檀香 3 滴＋沒藥 2 滴＋乳香 4 滴＋尤加利 4 滴。

        b. 胸背按摩：澳洲檀香 5 滴＋乳香 4 滴＋尤加利 4 滴＋20mL 甜杏仁油。

・氣喘

1. 對氣喘有幫助的精油及基礎油：洋茴香、大西洋雪松、白千層、快樂鼠尾草、羅馬洋甘菊、絲柏、甜茴香、乳香、尤加利樹、高地牛膝草、薰衣草、松木、檸檬、香桃木、薄荷、迷迭香、綠花白千層、永久花。適用之基礎油：甜杏仁油、杏桃油。

2. 建議配方及使用方法：

    (1) 按摩：基礎油＋乳香、羅馬洋甘菊、尤加利樹；基礎油＋永久花、薰衣草、羅馬洋甘菊。

    (2) 薰香：迷迭香、綠花白千層、尤加利樹。

・鼻喉黏膜炎

1. 對鼻喉黏膜炎有幫助的精油及基礎油：洋茴香、大西洋雪松、白千層、德國洋甘菊、甜茴香、永久花、尤加利樹、乳香、生薑、牛膝草、檀香木、羅文莎葉、迷迭香、香桃木、薄荷、松木、麝香草、茶樹、馬喬蓮、薰衣草、沒藥。適用之基礎油：甜杏仁油、杏桃油。

2. 建議配方及使用方法：

    (1) 按摩：基礎油＋檀香木、薰衣草、沒藥。

    (2) 吸入法：尤加利樹、羅文莎葉、薰衣草、德國洋甘菊。

- **花粉熱**

1. 建議使用於改善花粉熱的精油及基礎油：白千層、羅馬洋甘菊、尤加利樹、薰衣草、香桃木、薄荷、松木、麝香草、羅文莎葉、迷迭香、茶樹、苦橙葉。適用之基礎油：甜杏仁油、杏桃油。

2. 建議配方及使用方法：基礎油＋尤加利樹、羅馬洋甘菊、薰衣草，進行按摩。

- **鼻竇炎**

1. 建議使用於鼻竇炎的精油及基礎油：白千層、永久花、尤加利樹、生薑、牛膝草、薰衣草、香桃木、檸檬、綠花白千層、薄荷、松木、麝香草、羅文莎葉、茶樹。適用之基礎油：甜杏仁油、杏桃油。

2. 建議配方及使用方法：
   (1) 按摩：基礎油＋薰衣草、尤加利樹、松木。
   (2) 吸入法：尤加利樹、薰衣草、薄荷、松木、麝香草、茶樹。

- **喉嚨痛**

1. 對喉嚨痛有幫助的精油及基礎油：白千層、大西洋雪松、尤加利樹、乳香、薰衣草、羅文莎葉、檸檬、茶樹、麝香草、檀香木、松木、生薑。適用之基礎油：甜杏仁油、杏桃油。

2. 建議配方及使用方法：基礎油＋生薑、松木、尤加利樹，進行按摩。

- **咳嗽**

1. 建議使用於咳嗽的精油及基礎油：洋茴香、白千層、大西洋雪松、快樂鼠尾草、絲柏、尤加利樹、乳香、生薑、薰衣草、香桃木、松木、麝香草、檀香木。適用之基礎油：甜杏仁油、杏桃油。

2. 建議配方及使用方法：
   (1) 按摩：基礎油＋白千層、檀香木、乳香。
   (2) 吸入法：麝香草、尤加利樹、乳香、薰衣草、檀香木。

四、循環系統

　　循環系統包括心臟、血管及血液。心臟是循環系統的中樞，為推動血液的原動力，藉由心臟的收縮，利用血管將血液送至全身，將氧氣與養分送給組織細胞利用，並運走細胞代謝的廢物。

心臟之構造

　　心臟利用房中隔及室中隔將心臟分隔成左、右心房及左、右心室四個部分。組織細胞利用過的缺氧血經各靜脈回到上、下腔靜脈，並進入右心房、右心室；隨後右心室收縮將缺氧血經肺動脈送至肺，由肺泡及微血管進行氧氣交換變成含氧血，含氧血經由肺靜脈進入左心房及左心室，左心室收縮將充氧血經主動脈，送到全身各處，供組織細胞利用。

血液循環系統

1. 體循環：左心室將血液打入主動脈，經由身體各處之大、小動脈及微血管，將氧氣及營養提供給組織細胞利用，並將代謝廢物及二氧化碳，由小靜脈回到大靜脈，最後經由上、下腔靜脈回到右心房，稱為體循環。

2. 肺循環：血液由右心房進入右心室，再經由右心室收縮，將血液打入肺動脈，流至肺部由肺泡及微血管進行氣體交換，再由肺靜脈回到左心房的循環系統，稱為肺循環。當精油分子經呼吸進入肺泡中，可藉由肺循環回到左心房，再進入左心室，並藉著體循環，可將精油分子送到全身各目標器官作用。

血　管

1. 動脈：動脈較富彈性，藉此彈性可使血液在動脈中受到擠壓而流動。一般而言，動脈大都是含氧血（肺動脈除外），主要是攜帶氧氣及營養給組織細胞利用。

2. 靜脈：所有靜脈（肺靜脈除外）都是缺氧血，主要是由組織細胞運送缺氧血回到心臟的血管。

3. 微血管：連接小動脈與小靜脈的微血管，是血液與組織細胞進行交換物質的場所。

血液的功能

1. 運送氧氣：紅血球的作用是攜帶氧氣給組織細胞利用，並將二氧化碳送至肺部排出。

2. 組成免疫系統：白血球和血液中之抗體構成人體免疫系統，對抗各種微生物的入侵。

3. 凝血作用：血小板及血清中之凝血因子，在血管受損時可形成血塊，進行凝血。

循環系統常見疾病之芳香療法處理

・心悸

　　心悸是一種可以感覺到自己心臟異常跳動的不適現象。心悸時，其心跳可能過快、過慢或不規則。心悸可能與用力過度、甲狀腺功能亢進、服用興奮劑及焦慮或恐懼有關。

　　心悸若是伴隨著其他症狀，例如胸痛、冒冷汗、頭暈，則可能與心臟疾病有關，應盡速就醫，深入診斷。

1. 建議使用於心悸的精油及基礎油：薰衣草、山雞椒、橙花、香水樹、玫瑰、香蜂草。適用之基礎油：月見草油、甜杏仁油。

2. 建議配方：

　　(1) 按摩療法：

　　　　a. 基礎油＋香水樹、玫瑰、橙花。

　　　　b. 基礎油＋山雞椒、橙花、薰衣草。

　　c. 橙花 4 滴＋薰衣草 3 滴＋香水樹 3 滴，並以 30mL 甜杏仁油稀釋，按摩頸、胸及背部。

(2) 吸入療法：薰衣草 1 滴＋橙花 1 滴，滴於掌心，成杯狀於鼻部做深呼吸吸入。

‧ 靜脈曲張

　　下肢靜脈內含有瓣膜，可防止靜脈血液。長時間站立、久坐不動、便祕及懷孕等，讓血液蓄積下肢，長時間累積，可能會破壞靜脈瓣膜，使血液因地心引力逆流，而造成靜脈曲張。靜脈曲張多發生在下肢，腿部冒出像蚯蚓般的藍色血管，主要症狀有下肢腫脹、走路容易疲勞、慢性皮膚炎及下肢經常性抽筋等。

　　芳香療法著重在血液循環的改善，同時強化靜脈平滑肌的收縮，以利血液的迴流。

1. 對靜脈曲張有幫助的精油：絲柏、檸檬、天竺葵、杜松、迷迭香。適用之基礎油：金盞花浸泡油、小麥胚芽油。

2. 建議配方及使用方法：
   (1) 按摩：金盞花浸泡油、小麥胚芽油＋絲柏、杜松、檸檬。
   (2) 塗抹：絲柏 3 滴＋天竺葵 4 滴＋檸檬 4 滴，並加 30mL 甜杏仁油稀釋，輕抹患部。
   (3) 冷敷：絲柏 3 滴＋迷迭香 3 滴＋歐薄荷 3 滴，以冷水稀釋，進行冷敷。

‧ 瘀傷

1. 建議使用於瘀傷的精油及基礎油：黑胡椒、永久花、德國洋甘菊、甜茴香、牛膝草、薰衣草、馬喬蓮、迷迭香、檸檬、絲柏、山金車浸泡油。

2. 建議配方及使用方法：
   (1) 揉按：山金車浸泡油＋絲柏、薰衣草。
   (2) 冷敷：薰衣草＋牛膝草，以冷水稀釋，進行冷敷。

- 凍瘡

1. 建議使用於凍瘡的精油及基礎油：黑胡椒、丁香（花苞）、生薑、薰衣草、檸檬、迷迭香、馬喬蓮、麝香草、肉荳蔻、肉桂葉、肉桂皮。適用之基礎油：荷荷芭油、雷公根浸泡油。

2. 建議配方及使用方法：基礎油＋黑胡椒、薰衣草、迷迭香，進行按摩。

- 高血壓

1. 建議使用於高血壓的精油及基礎油：佛手柑、羅馬洋甘菊、薰衣草、檸檬、山雞椒、橙花、馬喬蓮、香蜂草、香水樹、天竺葵。適用之基礎油：甜杏仁油。

2. 建議配方及使用方法：
   (1) 按摩：基礎油＋香水樹、羅馬洋甘菊、橙花、山雞椒。
   (2) 泡澡：馬喬蓮、薰衣草、天竺葵。

- 水腫

1. 建議使用於水腫的精油及基礎油：胡蘿蔔籽、絲柏、甜茴香、葡萄柚、天竺葵、杜松、紅柑、甜柑橘、迷迭香、桔子、鼠尾草。適用之精油：甜杏仁油。

2. 建議配方及使用方法：
   (1) 按摩：基礎油＋杜松、紅柑、迷迭香。
   (2) 泡澡：天竺葵、杜松、絲柏。

- 低血壓

1. 建議使用於低血壓的精油及基礎油：生薑、檸檬、迷迭香、麝香草。適用之基礎油：甜杏仁油。

2. 建議配方及使用方法：甜杏仁油 10mL＋迷迭香 1 滴＋生薑 1 滴＋麝香草 1 滴，進行按摩。

五、消化系統

　　人體自外界所攝取的食物含蛋白質、醣類及脂肪,因其分子過大,無法為人體吸收,故需在消化管被分解為簡單小分子,才能被人體吸收利用。這些小分子經由消化道黏膜上皮細胞的吸收,由血液循環送到身體各處,供組織細胞利用,未被吸收的部分,則通過大腸以糞便形式排出。

　　人體消化系統由消化道及消化腺組成。消化道包括:口腔、食道、胃、小腸、大腸及肛門;消化腺則包括唾液腺、胃腺、腸腺、肝臟及胰臟。

消化道的功能

1. 口腔:口腔由脣、頰、硬顎、軟顎及舌頭所組成,主要的功能為食物的咀嚼與發聲。

2. 食道:食道是位於氣管後方,起始於喉咽末端,終止於胃上方的肉質管子。食道只能分泌黏液幫助食物通過,本身不分泌消化液,故不具消化功能。

3. 胃:胃位於腹腔左上部,分為賁門、胃底、胃體和胃竇四部分。胃壁黏膜含大量腺體,可分泌胃液。胃液之作用,主要是消化蛋白質食物、保護黏膜及潤滑食物。

4. 小腸:小腸可分成十二指腸、空腸及迴腸。人體消化作用主要在十二指腸中進行,腸液和胰液中的消化酶可將蛋白質分解為胺基酸,將澱粉分解為葡萄糖,並可利用小腸黏膜上的絨毛增加吸收的表面積,將分解的養分吸收,進入血液循環,並送給組織細胞利用。

5. 大腸:大腸主要包括盲腸、結腸及肛管,主要功能為吸收水分、製造維生素 K 及糞便的形成及排便等作用。

消化腺的功能

1. 胰臟：胰臟為一圓形管狀腺體，胰臟可分泌胰液，並注入十二指腸，幫助食物的消化。

2. 肝臟：肝臟為人體最大的腺體，位於右肋部上腹區，可執行解毒、製造膽汁、製造抗凝血蛋白等功能。

消化系統常見疾病之芳香療法處理

‧ 便祕

便祕是多種疾病的一種症狀，常見症狀是排便次數明顯減少，每 2~3 天或更長時間排便一次，糞便乾硬，常伴有排便困難的現象。引起糞便的原因，包括：纖維及水分攝取不足、長時間久坐及環境改變。當懷孕、旅行及食物改變、壓力極大，便祕便可能加重。大部分便祕的病人，都可藉著高纖食物及水分的攝取、飲食習慣改變及養成固定時間排便，而得到有效的治療。另外，可利用芳香療法以黑胡椒、茴香、馬喬蓮及薄荷，做腹部按摩，將可緩解便祕的現象。

1. 可改善便祕的精油及基礎油：馬喬蓮、迷迭香、甜茴香、黑胡椒、薄荷、肉桂、檸檬、胡荽、薑、葡萄柚等。適用之基礎油：甜杏仁油、杏桃油。

2. 建議配方及使用方法：
   (1) 按摩療法：
       a. 甜杏仁油 10mL＋馬喬蓮 2 滴＋迷迭香 1 滴＋黑胡椒 1 滴＋甜茴香 2 滴，順時針每日按摩腹部。
       b. 若因壓力、心理因素引起的便祕，可以基礎油＋薄荷、肉桂、松木、迷迭香。
       c. 茴香 4 滴＋黑胡椒 3 滴＋馬喬蓮 4 滴＋薄荷 3 滴，並以 30mL 甜杏仁油稀釋按摩。

・消化不良

　　消化不良是一種臨床症候群，是由胃動力障礙所引起的疾病。引起消化不良的原因很多，包括：胃和十二指腸部位的黏膜發炎、酗酒，精神緊張、暴飲暴食，而使胃及十二指腸的蠕動功能失調，並表現出上腹部飽脹、胃痛、食慾不振及腹瀉等症狀。消化不良可利用多種酵素組合的藥物治療，加速食物消化，除去腸胃不適。另外，亦可利用薄荷、馬喬蓮、薑、茴香及黑胡椒精油，做腹部按摩，以減少消化不良所引起的不適。

1. 建議使用於消化不良的精油：

　　大茴香、黑胡椒、肉桂、白荳蔻、德國洋甘菊、羅馬洋甘菊、生薑、甜茴香、甜柑橘、薄荷、橙花、肉荳蔻、馬喬蓮、迷迭香、桔子。

2. 建議配方及使用方法：

　　(1) 幫助蠕動：茴香 1 滴＋黑胡椒 1 滴＋肉桂 1 滴＋白荳蔻 1 滴＋甜杏仁油 10mL，進行按摩。

　　(2) 促進膽汁分泌、抗痙攣：羅馬洋甘菊 1 滴＋橙花 1 滴＋桔子 1 滴＋甜柑橘 1 滴＋甜杏仁油 10mL，進行按摩。

　　(3) 按摩腹部：薄荷 3 滴＋生薑 4 滴＋茴香 4 滴＋黑胡椒 3 滴＋甜杏仁油 30mL。

・腹瀉

1. 建議使用於腹瀉的精油：黑胡椒、胡蘿蔔籽、德國洋甘菊、羅馬洋甘菊、肉桂、絲柏、甜茴香、生薑、橙花、薄荷、紅柑、尤加利、綠花白千層、刺蕊草、真正薰衣草（幫助穩定情緒壓力）、麝香草（增加殺菌的協同作用）。

2. 建議配方及使用方法：

　　(1) 因壓力引起的腹瀉：橙花、真正薰衣草、德國洋甘菊，使用吸入法、按摩、泡澡均可。

　　(2) 因細菌感染引起的腹瀉：使用尤加利、綠花白千層、麝香草，塗抹於腹部。

(3) 因化療引起的腹瀉：使用德國洋甘菊、刺蕊草，溫和的按摩或塗抹於腹部。

・牙周病

1. 建議使用於改善牙周病的精油：甜茴香、苦楝樹、沒藥、薄荷、茶樹、茴香、桔子、麝香草。

2. 建議配方及使用方法：
   (1) 牙齦感染：茶樹、麝香草，製成漱口水使用。
   (2) 強化牙齦：甜茴香、桔子、沒藥，添加於牙膏中使用。
   (3) 牙齦流血：苦楝樹添加於牙膏中使用。

・胃腸脹氣

1. 建議使用於改善胃腸脹氣的精油：當歸根、羅勒、白荳蔻、肉荳蔻、肉桂、生薑、甜茴香、馬喬蓮、薄荷、綠薄荷、桔子。

2. 建議配方及使用方法：使用薄荷、甜茴香、桔子（精油濃度 3%），順時針按摩於腹部。

・噁心、嘔吐

1. 建議使用於改善噁心、嘔吐的精油及基礎油：羅勒、黑胡椒、白荳蔻、生薑、甜茴香、薄荷、德國洋甘菊、羅馬洋甘菊、迷迭香、檸檬。適用之基礎油：甜杏仁油、杏桃油。

2. 建議配方及使用方法：
   (1) 嘔吐：基礎油＋檸檬、迷迭香、羅勒，輕按摩於腹部或溫敷腹部。
   (2) 因化療引起的噁心：肉荳蔻、薑黃、胡蘿蔔籽，只能溫敷。
   (3) 噁心：生薑、薄荷、甜茴香，以吸入法使用。

· **食慾不振**

1. 建議使用於改善食慾不振的精油及基礎油：羅勒、黑胡椒、胡荽、甜茴香、生薑、薄荷、迷迭香、佛手柑。適用之基礎油：甜杏仁油、杏桃油。

2. 建議配方及使用方法：甜杏仁油 5mL ＋佛手柑 2 滴＋茴香 1 滴＋生薑 1 滴，進行按摩。

六、泌尿系統

　　泌尿系統主要是由腎臟、輸尿管、膀胱及尿道組成。腎臟主要的功能是排除營養物質的代謝廢物、製造尿液、維持體內水分及電解質的恆定。腎臟製造的尿液會經由輸尿管送至膀胱儲存，最後經由尿道將尿液排出體外。

腎臟的構造

　　腎臟外形似蠶豆，左右各一，位於身體腰部正上方的腹壁層和後腹壁之間。每顆腎臟都有一百萬個過濾單位，稱為腎元。每個腎元是由腎絲球（球狀微血管）及一條迂迴彎曲的腎小管組成。當血液來到腎絲球，血液中的水分、電解質、養分及廢物在流經腎小管時，會被再吸收回來，被過濾出的水分、電解質及含氮廢物形成尿液。最後尿液經集尿管蒐集，並輸送到輸尿管。

輸尿管

　　輸尿管會在膀胱底部外上角進入膀胱。輸尿管壁的平滑肌會蠕動，將尿液往下推送，每 10~15 秒就有部分尿液進入膀胱儲存。

膀胱

　　膀胱是肌肉包覆的中空器官，最大的容量約 500 毫升，當尿液累積到 250~300 毫升左右，便會刺激神經系統產生尿意，這時膀胱與尿道之間的括約肌會放鬆，同時膀胱壁的逼尿肌收縮，而使尿液排出。

尿 道

尿道是排尿的通道，因女性尿道較男性短許多，許多病菌會沿著尿道向上蔓延，感染膀胱甚至腎臟，而引起腎臟炎。

對泌尿系統有幫助的精油，大都是具有殺菌效果的精油，如檀香、杜松子、佛手柑及德國洋甘菊、薰衣草及馬喬蓮等精油。

男性最常見的泌尿道感染是膀胱炎，一般是細菌感染較多，經常由尿道引起，在泡澡時可以將杜松子、佛手柑及德國洋甘菊精油加入溫水中，並清洗尿道口。其他如尿道細菌感染引起的頻尿及排尿疼痛，亦可使用佛手柑、薰衣草、茶花子、德國洋甘菊、迷迭香、尤加利、杜松子等精油。

泌尿系統常見疾病之芳香療法處理

・膀胱炎

膀胱是泌尿系統裡最常見的疾病，尤其以女性多見。此乃因女性的尿道較男性短，故細菌較容易由尿道進入膀胱繁殖，而引起膀胱炎。

膀胱的炎症，可分為急性與慢性兩種，兩者可互相轉化，急性膀胱炎若沒有徹底治癒，可能會轉為慢性；慢性膀胱炎若因體內免疫力下降，又可轉化為急性。

◎ **急性膀胱炎**：發病過程迅速，經常過勞、長時間憋尿及性生活後發病，常見有頻尿、排尿灼熱感或疼痛及血尿等併發症。

◎ **慢性膀胱炎**：慢性膀胱炎與急性膀胱炎相似，一樣是由細菌感染，但若沒有完全治癒，且排尿不適症狀一再復發，可能就會演變為慢性膀胱炎，而增加治癒的難度。

1. 建議使用於膀胱炎的精油：佛手柑、德國洋甘菊、羅馬洋甘菊、尤加利、真正薰衣草、澳洲檀香木、雪松、乳香、茶樹、松木、杜松、昆日亞。

2. 建議配方及使用方法：

(1) 按摩：輕按摩於骨上膀胱處與臀部、下腰部；定期的按摩可做為膀胱炎的預防性治療，但若發現血尿便要立即就醫。甜杏仁油 10mL ＋真正薰衣草 1 滴、佛手柑 1 滴、德國洋甘菊 1 滴。

(2) 下背部熱敷、冷熱水交替臀浴、泡澡：檀香木 2 滴＋佛手柑 2 滴＋茶樹 2 滴。

(3) 沐浴法：杜松 4 滴＋佛手柑 4 滴＋檀香 4 滴＋無香精潔膚膠。

(4) 冷敷法：德國洋甘菊 5 滴＋冷開水。

・尿道炎

1. 建議使用於尿道炎的精油：佛手柑、德國洋甘菊、尤加利、杜松、檀香木、茶樹、真正薰衣草、雪松、乳香、松木。

2. 建議配方及使用方法：茶樹 2 滴＋真正薰衣草 2 滴＋澳洲檀香木 2 滴，進行臀浴。

・腎臟利尿

1. 建議使用於腎臟利尿的精油：絲柏、尤加利、茴香、乳香、天竺葵、迷迭香、雪松、杜松。

2. 建議配方及使用方法：甜杏仁油 5mL ＋杜松 2 滴＋雪松 1 滴＋迷迭香 1 滴，按摩於骨上膀胱處與臀部、下腰部。

❈ 七、生殖系統

生殖系統是孕育生命之處，主要功能為繁衍後代。人類的發育開始於受精，當精子與卵結合成為受精卵，經由細胞的分裂、生長，進而發育成一個成熟的個體。

男性生殖器官

男性生殖器官主要的功能為製造精子，進行繁殖，其構造主要分為三類，包括：

1. 內生殖器：睪丸、副睪丸。

2. 外生殖器：陰莖、陰囊。

3. 附屬生殖器：精囊、前列腺。

女性生殖器官

女性生殖器官的主要功能為產生卵子，並分泌女性荷爾蒙。性生殖器官可分為內生殖器官及外生殖器官，其中女性內生殖器官包括：卵巢、輸卵管、子宮及陰道；外生殖器官則包括：陰阜、大陰脣、小陰脣及陰蒂。

月經週期

一般月經週期大約 28 天左右，若以卵巢功能的變化來區分，可分為濾泡期、排卵及黃體。在濾泡期動情激素分泌增多，使子宮內膜變厚，卵巢內的濾泡開始增大。到週期第 14 天，濾泡破裂，釋放卵子，稱為排卵。排卵後，濾泡則轉成黃體，並釋放大量黃體素。在黃體素的影響，子宮內膜開始為胚胎的植入做準備，使子宮內膜環境更容易使胚胎著床。若兩週內胚胎沒有植入，黃體會開始死亡，黃體素及動情激素分泌急速下降，而造成子宮內膜脫落，這個過程就是月經來潮。

女性生殖中系統疾病之芳香療法處理

• 經前症候群

經前症候群是一種身心症，是指在月經前一週左右出現易怒、焦慮、憂鬱、頭痛、疲勞嗜睡及下腹及胸部腫脹等情況。這是因為在月經來前 7~10 天，女性對於身心內外壓力，特別敏感，這都可能影響經前症候群的表現。引起經

前症候群的原因非常複雜，一般而言，可能和荷爾蒙失調、身心壓力、營養不良、睡眠不足及環境汙染有關。

在芳香療法領域中，使用精油處理經前症候群，通常會得到很好的效果，尤其是改善身體水腫及情緒方面的問題。在這段期間可以用快樂鼠尾草、茴香、薰衣草，調成 5~10%的按摩油，塗抹下半身，再進浴缸泡澡，效果想當顯著。

1. 適用於經前症候群的精油：快樂鼠尾草、甜茴香、天竺葵、玫瑰、佛手柑、羅馬洋甘菊。

2. 建議配方及使用方法：
   (1) 按摩療法：
       a. 荷爾蒙失調之經前症候群：以月見草油＋快樂鼠尾草、天竺葵、玫瑰按摩。
       b. 情緒沮喪之經前症候群：以月見草油＋玫瑰、佛手柑、羅馬洋甘菊按摩。
       c. 快樂鼠尾草 3 滴＋茴香 3 滴＋薰衣草 4 滴＋玫瑰 4 滴，並以 30mL 甜杏仁油稀釋按摩肩膀或全身。
   (2) 沐浴療法：快樂鼠尾草 3 滴＋茴香 2 滴＋薰衣草 2 滴，泡澡 15 分鐘。

‧ 痛經

月經週期會維持微妙的平衡，但會因壓力、疾病或不良的飲食習慣而失去平衡。原發性痛經的症狀會出現例如：在月經來潮前或來潮時，下腹部絞痛，而且通常會伴隨噁心、嘔吐、頭痛、頭暈。繼發性痛經通常會影響有充血症狀與下腹部絞痛症狀的年長女性，通常在月經來潮前一週就會開始發作(McFerren, 1996)。以芳香療法來治療痛經有兩種管道：生理上和心理上。

為了解決生理症狀，使用已知具抗痙攣、平衡荷爾蒙或鎮痛特性的精油。精油被認為能刺激定期排卵(Belaiche, 1979)，並透過對腎上腺皮質的作用，用來平衡更年期荷爾蒙濃度的波動。在調和油中加入幾滴天竺葵(Pelargonium graveolens)，並輕輕按摩下腹部和腰部，按摩下腹部能帶來極大的舒適感，熱水袋也是一種有效緩解痛經的方法。在敷布上滴上精油，能促使精油更快速的吸收，也能提供額外的溫熱舒適感，這些對於腹部絞痛都有幫助。

1. 建議使用於改善痛經的精油：羅馬洋甘菊、德國洋甘菊、快樂鼠尾草、甜茴香、天竺葵、茉莉、薰衣草、馬喬蓮、玫瑰、薄荷、迷迭香。

2. 建議配方及使用方法：
   (1) 按摩療法：
       a. 薰衣草 4 滴＋羅馬洋甘菊 4 滴＋快樂鼠尾草 2 滴，以 20mL 基底油稀釋按摩。
       b. 基礎油＋薄荷、薰衣草、快樂鼠尾草。
   (2) 熱敷療法：
       a. 疼痛時，快樂鼠尾草 4 滴＋羅馬洋甘菊 3 滴＋薰衣草 4 滴，熱敷腰部及後腰。
       b. 馬喬蓮＋甜茴香＋迷迭香熱敷。

3. 建議用來治療痛經的抗痙攣精油：羅馬洋甘菊、苦橙葉、綠薄荷、迷迭香、辣薄荷、鼠尾草、真正薰衣草、夏日香薄荷。

・ **更年期**

　　更年期是女性卵巢功能逐漸退化至不具功能的過渡期，這段期間由於卵巢分泌的女性荷爾蒙逐漸減少，而引起身體的諸多不適，如：熱潮紅、心悸、失眠、盜汗及情緒不穩等。

　　防止更年期，應在未發生時就及時預防，在 35 歲以後可使用玫瑰、茉莉、茴香、天竺葵、快樂鼠尾草按摩、泡澡及薰香，並搭配運動及均衡飲食，將可安然度過更年期的困擾。

1. 建議使用於幫助改善更年期的精油：羅馬洋甘菊、德國洋甘菊、佛手柑、天竺葵、玫瑰、甜茴香、茉莉、橙花、香水樹、絲柏。

2. 建議配方及使用方法：

(1) 調整荷爾蒙：以月見草油＋天竺葵、玫瑰、甜茴香按摩。

(2) 抗憂鬱沮喪：佛手柑、羅馬洋甘菊、橙花，可用薰香、按摩、泡澡等方式。

(3) 熱潮紅：快樂鼠尾草 6 滴＋天竺葵 6 滴＋檸檬 3 滴＋玫瑰 2 滴，以 30mL 甜杏仁油稀釋，按摩全身。

(4) 失眠：馬喬蓮 6 滴＋乳香 4 滴＋薰衣草 5 滴，以 30mL 甜杏仁油稀釋，按摩全身。

・閉經

1. 建議使用於改善閉經的精油：羅馬洋甘菊、德國洋甘菊、快樂鼠尾草、甜茴香、山艾、薰衣草、馬喬蓮、胡蘿蔔籽、天竺葵、玫瑰、西洋蓍草。

2. 建議配方及使用方法：月見草油＋快樂鼠尾草、山艾、甜茴香，進行按摩。

・念珠菌

1. 建議使用於改善念珠菌感染的精油：德國洋甘菊、佛手柑、薰衣草、沒藥、茶樹、苦橙葉。

2. 建議配方及使用方法：德國洋甘菊、佛手柑、薰衣草共 2~3 滴於溫水中，以臀浴的方式，每日 2 次。

・懷孕常見之不適感

1. 可改善懷孕時背部疼痛的精油：薰衣草、白千層、檸檬。
建議配方：基礎油＋薰衣草、白千層、檸檬（處方濃度不宜超過 2%），進行按摩。

2. 可改善懷孕時便祕的精油：德國洋甘菊、橙花、甜柑橘、紅柑、桔子、黑胡椒。
建議配方：基礎油＋橙花、甜柑橘、黑胡椒，每日順時針輕柔按摩腹部。

3. 可改善懷孕時疲勞、失眠的精油：薰衣草、羅馬洋甘菊、橙花、甜柑橘。

建議配方：可運用薰香、按摩、泡澡等方式，按摩則以基礎油＋薰衣草、羅馬洋甘菊、橙花使用。

4. 可改善懷孕時脹氣的精油：生薑、綠薄荷、甜柑橘。

建議配方：基礎油＋生薑、綠薄荷、甜柑橘，順時針按摩輕抹於腹部，可於餐前按摩，餐後稍做運動。

5. 可改善懷孕時腳抽筋的精油：天竺葵、薰衣草、絲柏、生薑、黑胡椒。

建議配方：基礎油＋天竺葵、薰衣草、絲柏，進行按摩。

6. 可改善懷孕時孕吐的精油：生薑、薰衣草、綠薄荷。

建議配方：運用吸入法，選擇上述精油其中一種，以孕婦喜歡的氣味為主。

7. 可改善懷孕時水腫的精油：萊姆、甜柑橘、葡萄柚、紅柑、天竺葵、生薑。

建議配方：運用上述精油（選擇 2~3 種），浸泡手與腳，可消除手腳腫脹。

八、淋巴系統

　　淋巴系統主要是由淋巴液、淋巴管及淋巴器官所組成，透過淋巴器官產生之淋巴細胞，可以對抗外來微生物的入侵，故淋巴系統是人體免疫防禦的基礎。另外，從微血管流出組織間的液體，若未能被微血管靜脈端回收，則會由淋巴系統回收。因此，淋巴系統是兼具免疫防禦及代謝廢物處理兩大功能。

淋巴循環

　　淋巴液是淋巴管自組織間回收的組織間液，是清澈水狀類似血漿的物質。微淋巴管密布在組織細胞間，是淋巴循環的起源。微淋巴管匯流成較大的淋巴管，並且經過淋巴結，最後匯流到胸管及右淋巴管。右上半身的淋巴液流向右淋巴管，其餘則流向胸管，胸管是體內最大的淋巴管。右淋巴管注入右內頸靜脈及右鎖骨下靜脈交接處回流至心臟；胸管則匯入左內頸靜脈和左鎖骨下靜脈的交會處，經上腔靜脈回流至心臟。淋巴液的流動，主要是受到組織間液的靜

水壓及淋巴幫浦的推力。另外，按摩、骨骼肌的運動及呼吸，亦會造成淋巴液的流動。

淋巴系統的功能

1. 把微血管流出到組織間的液體，藉由淋巴液統匯流回到血液循環，可引流組織間過多的體液，避免水腫，以維持組織與血液間水分的分布平均。
2. 在腸道黏膜的乳糜管負責吸收脂肪和脂溶性維生素，並經由淋巴系統送入血液循環中。
3. 製造淋巴細胞，執行免疫防禦功能。

淋巴器官

淋巴器官為淋巴細胞增殖與產生免疫反應的地方，包括：中央淋巴器官及周邊淋巴器官。

• 中央淋巴器官

中央淋巴器官包括：胸腺及骨髓，為淋巴球發育成熟的地方。

1. 胸腺：位於胸腔上縱膈腔內，胸骨後方，為 T 細胞發育成熟的地方。
2. 骨髓：骨髓內有多功能幹細胞，可分化成不同種類的細胞，是所有血球的共同來源。骨髓亦是 B 細胞成熟與增生的地方。

• 周邊淋巴器官

周邊淋巴器官包括：淋巴結、脾臟及黏膜相關淋巴組織，為淋巴球儲存及產生免疫功能的地方。

1. 淋巴結：人體的淋巴結呈卵圓形，主要分布在頸部、腋下、腹股溝及腸繫膜等處。淋巴液流經淋巴結時，淋巴液中之外來微生物會引起淋巴結中之免疫細胞產生免疫反應，以殺死淋巴液中之微生物，故淋巴結具有清除淋巴液微生物之功能。

2. 脾臟：脾臟為身體最大的淋巴器官，位於腹腔左季肋區。脾臟的功能為提供淋巴細胞在抗原入侵的免疫場所，可使免疫細胞活化，清除血液中之微生物。另外，脾臟可破壞老化紅血球及儲存血液，供需身體所需。

3. 黏膜相關淋巴組織：呼吸道、消化道及泌尿生殖的黏膜層有許多淋巴組織，可分泌 IgA 抗體，以抵抗微生物的入侵。

（淋巴細胞）

淋巴細胞依其免疫上的功能可分為 B 淋巴球（B 細胞）及 T 淋巴球（T 細胞）。

1. B 細胞：B 細胞在骨髓成熟後，會隨血液循環進入脾臟、淋巴結等周邊淋巴器官，並在此碰到外來抗原的刺激，而分化成漿細胞，並產生大量抗體。

2. T 細胞：由骨髓產生的一些尚未成熟的淋巴球，會隨血液循環到達胸腺。這些淋巴球在胸腺受到胸腺素的刺激，會分化為成熟的 T 細胞。成熟的 T 細胞會循環至周邊淋巴器官，而遇到外來抗原之刺激而活化，並執行細胞免疫，以殺死外來微生物。

（淋巴系統常見疾病之芳香療法處理）

· 淋巴水腫

當接受過開刀手術，切除淋巴結、淋巴循環迴流不暢或受到阻塞，使得過多的組織液堆積在皮下組織，形成淋巴水腫。通常易發生在下肢、腳踝及腹股溝等處。

1. 建議使用於改善淋巴水腫的精油及基礎油：胡蘿蔔籽、杜松、葡萄柚、天竺葵、甜茴香。適用之基礎油：甜杏仁油、杏桃油、葡萄籽油、荷荷芭油。

2. 建議配方及使用方法：
(1) 泡澡：杜松、葡萄柚、天竺葵。

(2) 按摩：

　　a. 基礎油＋胡蘿蔔籽、葡萄柚、甜茴香。

　　b. 杜松 7 滴＋茴香 4 滴＋迷迭香 2 滴＋30mL 甜杏仁油稀釋。

・蜂窩組織（橘皮組織）

　　蜂窩組織，是一種常見於女性的皮膚病，因外觀看上去很像橘子皮，故又稱為「橘皮組織」。

　　橘皮組織是因真皮層與皮下組織間隔有缺陷或太過薄弱，導致皮下脂肪組織突生到真皮層，向使皮膚表面看起來凹凸不平。

　　造成橘皮組織的原因主要是脂肪細胞周圍血液循環不佳，可能是脂肪細胞增大時，壓迫到微血管及淋巴循環所致。淋巴循環不良，使體內廢棄脂肪、毒素及液體持續累積，而導致水腫現象。因此利用淋巴腺按摩法，可改善橘皮組織及水腫現象。

1. 建議使用於改善皮下脂肪團（橘皮組織）的精油及基礎油：絲柏、甜茴香、天竺葵、杜松、檸檬、紅柑、迷迭香、胡蘿蔔籽、生薑、葡萄柚、甜柑橘、萊姆、鼠尾草等。適用之基礎油：甜杏仁油、杏桃油、葡萄籽油、荷荷芭油。

2. 建議配方及使用方法：

(1) 泡澡：杜松、檸檬、天竺葵。

(2) 按摩：

　　a. 基礎油＋迷迭香、絲柏、葡萄柚；建議每日先泡澡再按摩，且定期接受淋巴引流按摩。

　　b. 檸檬 3 滴＋杜松子 4 滴＋茴香 3 滴＋天竺葵 4 滴，並以 30mL 甜杏仁油稀釋，以手掌螺旋按摩患部。

· **毒素累積**

1. 建議使用於改善毒素累積的精油及基礎油：胡蘿蔔籽、天竺葵、甜茴香、杜松、葡萄柚、萊姆、檸檬、甜柑橘、迷迭香。適用之基礎油：甜杏仁油、杏桃油、葡萄籽油、荷荷芭油。

2. 建議配方及使用方法：
   (1) 泡澡：杜松、葡萄柚、迷迭香。
   (2) 按摩：基礎油＋胡蘿蔔籽、天竺葵、檸檬。

九、芳香療法與免疫系統

　　所有的精油基本上都具有殺菌的特性及強化白血球的製造，可以預防及治療傳染性疾病。若芳香療法能誘導出「感覺良好」的因素，那麼芳香療法就很可能增強免疫系統。Penoel(1993)認為酚類的作用可媲美人類的免疫球蛋白M(IgM)，當免疫系統遇到病原體時，會短暫地分泌免疫球蛋白 M(IgM)。

· **發燒**

1. 建議使用於發燒的精油：肉桂皮、德國洋甘菊、尤加利樹、生薑、薄荷、綠薄荷。

2. 建議配方及使用方法：
   (1) 利用發汗來降溫退燒，以薄荷、生薑、肉桂皮進行溫敷或泡澡。
   (2) 幫助末梢循環來降溫退燒，以尤加利樹、綠薄荷、德國洋甘菊進行溫敷、泡澡、擦澡、按摩。
   (3) 降充血來達到降體溫的效果，以尤加利樹進行溫敷或擦澡。

· **發炎**

1. 建議使用於改善發炎的精油：德國洋甘菊、丁香（花苞）、肉桂皮、永久花、生薑、薰衣草、肉荳蔻、麝香草、西洋蓍草、沒藥。

2. 建議配方及使用方法：可將德國洋甘菊、薰衣草、沒藥調製成乳霜塗抹。

・**過敏症**

1. 建議使用於改善過敏症的精油：德國洋甘菊、羅馬洋甘菊、西洋蓍草、永久花、薰衣草、香蜂草。

2. 建議配方及使用方法：可將德國洋甘菊、薰衣草、永久花調製成乳霜塗抹（適用於敏感性皮膚）。

・**甲絲酵母菌（念珠菌）感染**

1. 可改善甲絲酵母菌（念珠菌）感染的精油：佛手柑、德國洋甘菊、薰衣草、香蜂草、檸檬草、沒藥、香桃木、茶樹、迷迭香。

2. 建議配方及使用方法：
   (1) 按摩：基礎油＋薰衣草、迷迭香、佛手柑，可定期按摩以增強免疫力。
   (2) 臀浴：德國洋甘菊、薰衣草、茶樹，用於陰道感染。
   (3) 漱口：於溫開水中添加茶樹精油，飯後漱口，用於口腔感染。

・**慢性疲勞**

1. 建議使用於改善慢性疲勞的精油：羅勒、天竺葵、薰衣草、檸檬、甜柑橘、迷迭香。

2. 建議配方及使用方法：以天竺葵、檸檬、甜柑橘、迷迭香＋基礎油按摩全身。

・**帶狀疹**

1. 建議使用於改善帶狀疹的精油：天竺葵、佛手柑、德國洋甘菊、薰衣草、茶樹。

2. 建議配方及使用方法：以佛手柑、德國洋甘菊、薰衣草＋基礎油塗抹於患處。

· 預防感冒及流行性感冒之殺菌

1. 建議使用的精油：茶樹、羅勒、真正薰衣草、尤加利、迷迭香、佛手柑。

2. 建議配方及使用方法：

    (1) 預防感冒：茶樹，使用吸入法。

    (2) 流行性感冒之殺菌：吸入法。

    初期－茶樹、昆日亞。

    中期－白天：綠花白千層；晚上：尤加利。

    後期－羅文莎葉。

· 增進流汗及排毒

1. 建議使用的精油：迷迭香、麝香草、德國洋甘菊、杜松、天竺葵、廣藿香、黑胡椒。

2. 建議配方及使用方法：

    (1) 按摩淋巴：天竺葵 2 滴＋杜松 2 滴＋迷迭香 2 滴＋芝麻油 10mL。

    (2) 泡澡：杜松 2 滴＋廣藿香 2 滴＋黑胡椒 2 滴。

· 有助於提升免疫功能

1. 建議使用的精油：丁香（花苞）、檸檬馬鞭草、綠花白千層、麝香草、真正薰衣草、檸檬、德國洋甘菊、佛手柑、廣藿香、澳洲檀香木、花梨木、羅勒、茶樹、昆日亞。

2. 建議配方及使用方法：

    (1) 吸入法：澳洲檀香木 3 滴＋茶樹 3 滴＋真正薰衣草 2 滴。

    (2) 泡澡：澳洲檀香木 3 滴＋茶樹 3 滴＋真正薰衣草 2 滴。

    (3) 薰燈：花梨木 2 滴＋羅勒 3 滴＋真正薰衣草 2 滴。

・ **抗菌或抗真菌**

1. 具抗菌或抗真菌作用的親膚性精油：真正薰衣草、乳香、馬喬蓮、茶樹、昆日亞。

2. 建議配方及使用方法：直接使用昆日亞、茶樹。

✿ 十、神經系統

　　神經系統是由神經元這種特化的細胞所構成的器官系統。神經系統分為中樞神經系統及周邊神經系統，藉由複雜的神經組織連結這兩個神經系統，人類才能測知環境的變化，並指示身體做出適當的反應，以維持內部環境的穩定，並保護自己的生存。

神經系統的組成

　　神經系統分為兩大系統：中樞神經系統及周邊神經系統。

1. 中樞神經系統：由腦和脊髓組成，腦可以分為六大部分，包括：大腦、間腦、中腦、橋腦、延腦及小腦。大腦是由兩個大腦半球組成，間腦由視丘及下視丘組成，而中腦、橋腦及延腦合稱為腦幹，小腦則位於大腦枕葉的下方，橋腦和延腦的後方。至於脊髓是腦部與周邊神經的連結，可將感覺神經衝動傳至腦部或將腦部發布的訊息下傳至動作器。

2. 周邊神經系統：由腦和脊髓所延伸出來的神經，分布全身，包括：十二對腦神經及三十一對脊神經。周邊神經系統亦可分為兩個部分，即體神經系統與自主神經系統。

   (1) 體神經系統：主要分布於皮膚和運動系統，管理皮膚的感覺和運動器官的感覺和運動。體神經系統中的感覺神經纖維（輸入）可將身體各部的感覺器官所搜尋的嗅覺、味覺、視覺及觸覺等訊息傳送至腦和脊髓；運動神經纖維則負責將腦及脊髓所下達的命令傳到骨骼肌，以控制骨骼肌的收縮。

(2) 自主（律）神經系統：主要分布於內臟、心血管和腺體，其功能主要在調控內臟平滑肌運動及內分泌腺體的分泌。其含有內臟感覺（輸入）神經和自主神經（輸出），自主神經依據其功能又可分為交感神經及副交感神經。

自主（律）神經系統的作用

1. 交感神經的作用：當人體遇到緊急狀況、壓力及緊張時，交感神經系統就會被活化，而產生心跳加速、心室收縮力增加、血壓上升、血糖升高、腎上腺素及正腎上腺素分泌增加等生理反應，稱為「戰鬥和逃跑反應」。

2. 副交感神經的作用：副交感神經的作用與交感神經相反，會使心跳變慢、血壓下降及腸胃蠕動變快，此系統可使身體由緊張狀態回復到正常情況，讓身體達到休息的狀態，因此稱為「休息系統」。

　　當兩個神經系統無法正常調節時，就會出現自主（律）神經失調，臨床症狀的表現就看這兩者的表現，如果交感神經過強，就會出現焦慮、失眠、心悸及血壓上升的現象。

芳香療法腦部重要區域

1. 嗅球：嗅球是脊椎動物參與嗅覺的部分，用於感知氣味。當精油分子和嗅細胞結合，可引起嗅細胞的興奮。嗅覺訊息經由嗅神經傳到嗅球，訊息在此分析後可直接傳到邊緣系統，然後再傳到大腦皮質的嗅覺區。因為嗅覺神經的訊號會傳到大腦情緒中心—杏仁核，且嗅覺是唯一直接刺激傳到大腦中，所以不難瞭解為何精油會經常引起某些情緒的強烈反應。

2. 邊緣系統：邊緣系統是構成圍繞在大腦下緣及腦幹頂端的灰質區，包括有杏仁核、海馬迴及部分的視丘與下視丘，其功能主要與情緒控制、嗅覺及學習記憶有關。大腦邊緣系統的複雜性，加上嗅覺接收器細胞與它的直接連結，故邊緣系統可同時處理氣味、情緒與記憶，而邊緣系統也跟下視丘連結，下視丘又會釋放激素而影響腦下腺荷爾蒙的分泌，所以精油分子會影響腦下腺

與內分泌系統。這解釋了為什麼精油分子能夠引起情緒上的反應,並且激起過去的回憶及調整特定的生理反應。

3. 下視丘:下視丘是位於視丘下面,邊緣系統中央,是自主神經最高中樞,其功能與調節身體內在環境穩定有關,掌管內臟活動、體溫調節、情緒及睡眠。另外,下視丘可分泌荷爾蒙之釋放激素,可用來調控腦下腺荷爾蒙之分泌。芳香分子進入鼻腔後的傳導路徑,恰巧就到達下視丘這個部位,即人們只要吸聞精油,就會影響交感及副交感神經活性及荷爾蒙的分泌,使其作用遍及神經系統及內分泌系統。

神經系統常見疾病之芳療法處理

‧ 壓力

目前被認為是 20 世紀中最嚴重的其中一種健康問題。到了現今,壓力似乎是現代生活必須要接受的事實。如果沒有改變自己的生活方式而繼續放任壓力持續下去,最後可能導致崩潰。壓力源可分為六大類:生理、情緒、行為、環境、文化和政治。

生理壓力通常會伴隨一些心理壓力,心理壓力會產生生理變化。幾乎所有荷爾蒙的分泌會因壓力反應而改變,且影響免疫系統。免疫系統掌控了修復和癒合的能力。因此有人認為香氣可能是一個影響壓力反應的重要因素。

心理壓力會對皮膚產生負面的影響和阻礙皮膚的滲透屏障功能。這就是為什麼在壓力下,有許多皮膚疾病會突然爆發且情況嚴重,Walsh(1996) 研究報告的案例是四位經歷 30 年牛皮癬的患者,其中一位 57 歲的女性,嚴重瘢塊狀牛皮癬影響她雙膝與雙肘,她曾嘗試過許多正統的治療,但都失敗。給予甜杏仁中加入 2%的佛手柑、茉莉、檀香和薰衣草的處方,使用後能改善至「超出預期」,乾燥鱗片狀且紅色的「疥癬」皮膚不見了。

- **壓力的症狀**

1. 生理：

   (1) 下顎緊縮，導致磨牙及頸部疼痛。

   (2) 敵意、抑鬱、自省、情緒化、神經抽搐、咬指甲。

   (3) 無故冒汗。

   (4) 不能久坐。

   (5) 經常哭泣或想哭。

   (6) 胃功能差、消化不良或胃灼熱、便祕。

   (7) 持續疲勞。

   (8) 失眠、一直做夢、睡眠障礙。

   (9) 頭痛、偏頭痛。

   (10) 呼吸困難但不費力、心悸、心跳過快。

   (11) 口乾、吞嚥困難。

   (12) 高血壓。

   (13) 不孕、陽萎。

2. 心理：

   (1) 易煩躁。

   (2) 缺乏幽默感。

   (3) 注意力無法集中。

   (4) 缺乏生活樂趣。

   (5) 感覺無法應對周遭。

   (6) 抑鬱、無法表達情緒。

   (7) 害怕未來。

   (8) 害怕孤獨。

3. 建議使用於幫助舒緩壓力的精油及基礎油：佛手柑、羅馬洋甘菊、快樂鼠尾草、乳香、薰衣草、苦橙葉、甜柑橘、紫檀木、馬喬蓮、檀香木、紅柑、

桔子、橙花、茉莉、香水樹、玫瑰。適用之基礎油：甜杏仁油、杏桃油、葡萄籽油。

(1) 按摩療法：

　　a. 薰衣草 4 滴＋香水樹 2 滴＋巖蘭草 3 滴，以 10mL 甜杏仁油稀釋。

　　b. 基礎油＋香水樹、薰衣草、甜柑橘。

(2) 沐浴療法

　　a. 薰衣草 3 滴＋甜橙 3 滴＋馬喬蓮 3 滴，泡澡 15 分鐘。

　　b. 紫檀木、薰衣草、甜柑橘。

(3) 薰香：橙花、薰衣草、甜柑橘。

・失眠

　　失眠是指無法入睡、睡覺時容易驚醒或醒得過早，導致睡眠不足。通常指患者對睡眠時間不足或品質不佳，而引起人的疲勞、全身不適、頭腦不清、頭痛、注意力不集中等症狀。

　　身體疾病（睡眠呼吸障礙）、環境因素（光線、噪音、室溫）及時差，都會引起生理性失眠；焦慮、情緒低落、工作壓力、精神衰弱，則是心理性失眠的主因。

　　雖然失眠對人最大的影響在精神方面，嚴重會導致精神分裂，但長時間睡眠不足，則會降低人體免疫力，將不利於身體健康。

1. 使用於改善失眠的精油及基礎油：佛手柑、羅馬洋甘菊、橙花、檀香木、甜柑橘、苦橙葉、纈草、真正薰衣草、馬喬蓮、桔子。適用之基礎油：甜杏仁油、杏桃油、葡萄籽油。

2. 建議配方及使用方法：

(1) 按摩療法：薰衣草 6 滴＋香水樹 6 滴＋白檀木 4 滴，並以 30mL 甜杏仁油稀釋，於睡眠前按摩全身或肩膀。

(2) 沐浴療法：

　　a. 薰衣草 3 滴＋白檀木 2 滴＋佛手柑 3 滴，泡澡 15 分鐘。

　　b. 馬喬蓮、橙花、真正薰衣草、羅馬洋甘菊。

(3) 薰香：檀香木、佛手柑、真正薰衣草。

・頭痛

　　頭痛的原因很多，一般來說，輕微至疲勞、感冒、牙痛、鼻子過敏，都可能引起頭痛。當一個人緊張或承受壓力時，亦會引起頭痛。嚴重的頭痛可能是腦腫瘤、中風或腦膜炎引起，如頭痛經常發生，且來的突然又劇烈，可能要盡快就醫。頭痛會引起頭、頸部肌肉緊張，使用芳香療法，會有令人滿意的效果。

1. 建議使用於舒緩頭痛、偏頭痛的精油：迷迭香、真正薰衣草、羅馬洋甘菊、馬喬蓮、薄荷、尤加利樹。適用之基礎油： 甜杏仁油、杏桃油、葡萄籽油。

2. 建議配方及使用方法：

(1) 敷蓋法：真正薰衣草、薄荷（冷敷）；真正薰衣草、馬喬蓮（熱敷）。

(2) 按摩：有時按摩會使狀況更嚴重，須先判斷造成頭痛的原因後再按摩，建議先運用敷蓋法，再依狀況需要決定是否需要給予按摩。

(3) 按摩療法：薰衣草 3 滴＋德國洋甘菊 3 滴＋30mL 甜杏仁油稀釋。

(4) 沐浴法：真正薰衣草 2 滴＋德國洋甘菊 2 滴＋迷迭香 2 滴，泡澡 15 分鐘。

(5) 吸入療法：可以在面紙滴上薰衣草 2 滴或薄荷 2 滴，可緩解頭痛。

・慢性疼痛

　　芳香療法所使用的撫觸非常輕柔，有助於緩解慢性疼痛。以植物油稀釋的精油搭配按摩或按步驟順序的動作（「瑞典式按摩」手法）會使人非常放鬆且精油味道會讓人感到愉悅。即使忽略精油在藥理學上可能產生的活性作用，或在藥物動力方面提升正統藥物能力，芳香療法對疼痛管理仍有潛力作為一種整合、跨學科的方法。

　　芳香療法透過撫觸和味道來提升副交感神經反應，促進深層放鬆。放鬆顯示能改變疼痛感。芳香療法還能使病人「接觸」放鬆的感覺，透過味道和撫觸而感到愉悅，通常第一次就能讓病人釋放。輕壓或按摩能讓人從疼痛部位提高

或轉移注意，取決如何能最符合病人的心理需求。在空氣中蒸散精油能改變疼痛感覺(Buckle, 1999)。

芳香療法的鎮痛效果可追溯到幾個因素：

1. 它是一種複雜的揮發性化學混和物，可以到達大腦的愉悅記憶部位。

2. 精油中某些鎮痛成分，無論對它們瞭解或不瞭解，都能影響神經傳導物質多巴胺、血清素和大腦中受器部位的正腎上腺素。

3. 撫觸與皮膚感覺纖維的相互作用，可能會影響牽引痛的傳遞。

- **泡澡或摩擦皮膚所產生的發紅作用**

1. 建議使用的精油與基礎油：廣藿香、乳香、丁香、迷迭香、永久花。

2. 建議配方及使用方法：塗抹聖約翰草浸泡油 5mL＋廣藿香 1 滴＋丁香 1 滴＋永久花 1 滴於患處。

- **焦慮症**

1. 建議使用於舒緩焦慮症的精油及基礎油：佛手柑、羅勒、雪松、羅馬洋甘菊、乳香、茉莉、薰衣草、檸檬、萊姆、橙花、馬喬蓮、玫瑰、香水樹、紫檀木、檀香木、甜柑橘、巖蘭草、香蜂草、天竺葵。適用之基礎油：甜杏仁油、杏桃油、葡萄籽油。

2. 建議配方及使用方法：
   (1) 按摩：葡萄籽油 10mL＋澳洲檀香木 2 滴＋真正薰衣草 2 滴＋橙花 2 滴。
   (2) 泡澡：薰衣草 2 滴＋萊姆 2 滴＋紫檀木 2 滴。
   (3) 薰香：天竺葵 1 滴＋薰衣草 1 滴＋檀香木 1 滴。

- **憂鬱症**

1. 建議使用於憂鬱症的精油及基礎油：羅勒、佛手柑、羅馬洋甘菊、乳香、天竺葵、馬喬蓮、薰衣草、橙花、香蜂草、甜柑橘、桔子。適用之基礎油：甜杏仁油、杏桃油、葡萄籽油。

2. 建議配方及使用方法：

(1) 按摩：葡萄籽油 10mL ＋橙花 1 滴＋薰衣草 1 滴＋馬喬蓮 1 滴。

(2) 泡澡：天竺葵 2 滴＋薰衣草 2 滴＋甜柑橘 2 滴。

(3) 薰香：佛手柑 1 滴＋羅馬洋甘菊 1 滴＋乳香。

・癲癇

1. 建議使用於舒緩癲癇的精油及基礎油：香水樹、真正薰衣草、馬喬蓮、佛手柑、茉莉、羅馬洋甘菊。適用之基礎油：甜杏仁油、杏桃油、葡萄籽油。

2. 建議配方及使用方法：

(1) 按摩：甜杏仁油 10mL ＋羅馬洋甘菊 1 滴＋真正薰衣草 1 滴（以此二種精油為主，再加上述精油選一）。

(2) 禁忌精油：山艾、迷迭香、牛膝草、茴香。

・消除神經疲勞及無力感

1. 建議使用的精油：茉莉、薄荷、羅勒、香水樹、迷迭香。

2. 建議配方及使用方法：

(1) 泡澡：天竺葵 2 滴＋迷迭香 2 滴＋麝香草 2 滴。

(2) 塗抹：甜杏仁油 10mL ＋迷迭香 5 滴＋麝香草 3 滴＋薄荷 5 滴＋天竺葵 3 滴。

・強化神經系統

1. 建議使用的精油：德國洋甘菊、真正薰衣草、迷迭香、杜松、薄荷、快樂鼠尾草、香蜂草、馬喬蓮。

2. 建議配方及使用方法：甜杏仁油 10mL ＋德國洋甘菊 2 滴＋迷迭香 2 滴＋馬喬蓮 2 滴，進行按摩。

5.7 芳香療法對於生理與心理的療癒

　　精油不但能透過嗅覺進入到大腦，進而影響情感，也能透過肌膚，滲透到真皮層，到達人體各器官而改善症狀。以下列舉多種心理和生理上常見症狀及其使用精油與建議使用方法，在此之前先讓我們瞭解精油的本質與特性。屬於精油本質的有提神、溫暖、激勵、潔淨、平衡、舒緩、溫和、刺激荷爾蒙等效果，而屬於精油特性的有防腐、殺菌、除臭、抗菌、幫助沉思、放鬆、健胃、助消化、補強、驅蟲、催情、護膚、抗憂鬱、強化頭髮（皮）等效果。

　　溫和指的是不刺激，溫暖則是可促進血液循環的特質，如薄荷本身具有涼性，擦於皮膚上有冷卻作用（擦於皮膚可感到涼爽），但其作用又可促進血液循環（像痠痛肌膚可使用），兼具涼感與溫暖的效果。

　　激勵對於沮喪、低落等情緒有所幫助，能夠激勵身體執行力與理清思緒，煩躁時使用可帶來清新感受。激勵亦可說是活潑、清新、乾淨、沁涼、清爽、輕靈、剔透，依香氣濃淡與天然成分而定。

　　舒緩是指針對一些疾病具有舒緩和減輕症狀的效果，放鬆的特質能鎮定、安撫緊張情緒，以抒解壓力。抗憂鬱為減輕或預防憂愁、悲傷、消沉等多種不愉快情緒所綜合的心理狀態。平衡即協調、調理、調整身心以達到平衡，補強能強化各系統功能。

■ 表 5-1　各式精油的本質與特性

各式精油	精油本質								精油特性												
	提神	溫暖	激勵	潔淨	平衡	舒緩	溫和	刺激荷爾蒙	防腐	殺菌	除臭	抗菌	幫助沉思	放鬆	健胃、助消化	補強	驅蟲	催情	護膚	抗憂鬱	強化頭髮（皮）
羅　勒	●					●									●	●		●	●		
佛手柑	●					●			●		●				●	●			●	●	
黑胡椒	●	●													●		●		●		
白千層	●		●						●	●								●			
雪　松	●		●						●				●	●	●	●	●	●	●		●
洋甘菊						●	●					●							●	●	
快樂鼠尾草	●			●											●			●			
胡　荽	●	●													●	●		●			
絲　柏				●	●				●		●					●	●		●		
松　木	●		●	●					●	●	●										
迷迭香	●		●											●					●		●
檀香木	●					●								●				●	●		
茶　樹	●			●					●	●		●						●			
香水樹	●		●			●								●	●			●	●	●	
茴　香		●		●				●							●	●					
乳　香	●					●								●					●	●	
天竺葵	●				●				●		●							●	●	●	
生　薑	●	●				●			●						●	●					
茉　莉	●																		●	●	
杜　松	●			●					●						●				●		

■ 表 5-1　各式精油的本質與特性（續）

各式精油	精油本質								精油特性												
	提神	溫暖	激勵	潔淨	平衡	舒緩	溫和	刺激荷爾蒙	防腐	殺菌	除臭	抗菌	幫助沉思	放鬆	健胃、助消化	補強	驅蟲	催情	護膚	抗憂鬱	強化頭髮（皮）
甜柑橘	●					●								●	●					●	
薄　荷	●	●	●						●						●			●	●		
尤加利樹	●			●					●	●	●					●					
薰衣草		●			●				●	●		●		●		●	●		●	●	
檸　檬	●		●						●	●						●	●		●		
檸檬草	●		●						●	●	●					●			●		
馬喬蓮		●							●					●	●						
金盞草						●													●		
香蜂草	●				●							●		●		●			●		
沒　藥	●		●						●				●	●		●			●		
桃金孃	●								●	●						●					
橙　花	●			●		●			●					●				●	●		
刺蕊草	●					●			●					●	●	●			●		
玫　瑰	●	●						●								●		●	●		
肉荳蔻	●	●							●						●						
永久花	●	●	●	●					●	●						●					
葡萄柚	●		●		●				●												
牛膝草	●		●	●										●			●	●			
玫瑰草	●					●						●				●			●	●	●
巖蘭草	●					●									●	●	●		●	●	

■ 表 5-1 各式精油的本質與特性（續）

各式精油	精油本質								精油特性												
	提神	溫暖	激勵	潔淨	平衡	舒緩	溫和	刺激荷爾蒙	防腐	殺菌	除臭	抗菌	幫助沉思	放鬆	健胃、助消化	補強	驅蟲	催情	護膚	抗憂鬱	強化頭髮（皮）
西洋蓍草	●			●	●				●				●	●		●			●	●	
當　歸	●		●	●												●	●		●	●	
安息香	●					●	●		●			●		●					●		
白荳蔻	●	●	●						●	●						●		●			

下二表為常見舒緩生理與心理症狀的精油使用方法，在心理方面，薰蒸適用於情緒問題，能幫助放鬆和提神。

■ 表 5-2 舒緩生理症狀的精油應用

症狀	可使用的精油	媒介物	使用方法	其他方法	備　註
腹瀉	德國洋甘菊、馬喬蓮、天竺葵、薄荷、丁香花苞、生薑	基礎油	按摩	熱敷、泡澡	溫和按摩腹部
關節炎	德國洋甘菊、馬喬蓮、杜松、黑胡椒、迷迭香、生薑	基礎油	按摩	熱敷、泡澡	
氣喘	羅馬洋甘菊、乳香、薰衣草、絲柏、檸檬	面紙 3 滴	吸入	按摩、薰蒸	胸口按摩
香港腳	尤加利樹、刺蕊草、薰衣草、茶樹、金盞花、沒藥	溫水 4 滴	泡腳	基礎乳液	
頭痛 1	馬喬蓮、德國洋甘菊、黑胡椒、尤加利樹、迷迭香、薰衣草	基礎油	按摩	熱敷、泡澡	
頭痛 2	羅馬洋甘菊、馬喬蓮、薄荷、迷迭香、薰衣草、檸檬	面紙 3 滴	吸入	按摩、薰蒸、冷敷	按摩太陽穴

■ 表 5-2　舒緩生理症狀的精油應用（續）

症狀	可使用的精油	媒介物	使用方法	其他方法	備　註
支氣管炎	雪松、乳香、尤加利樹、檀香木、羅莎莉亞、茶樹	熱水 4 滴	蒸汽吸入	按摩、泡澡、薰蒸、面紙	按摩胸口
瘀腫	馬喬蓮、德國洋甘菊、永久花、薰衣草、茴香	冷水 4 滴	冷敷	基礎乳液	輕抹患部
燙傷	尤加利樹、永久花、薰衣草、天竺葵、茶樹	1 滴直接塗抹	棉	冷敷、基礎乳液	直接塗抹為限
念珠菌病	尤加利樹、佛手柑、迷迭香、薰衣草、茶樹、沒藥	6~8 滴	臀浴	基礎乳液	
鼻腔黏膜發炎	尤加利樹、黑胡椒、雪松、迷迭香、羅莎莉亞、娜羅莉亞	熱水 4 滴	蒸汽吸入	按摩、泡澡、薰蒸、面紙	
浮肉	杜松、迷迭香、葡萄柚、天竺葵、絲柏、茴香	基礎油	按摩	熱敷、泡澡	
血液循環	苦橙、杜松、黑胡椒、迷迭香、生薑、玫瑰	基礎油	按摩	熱敷、泡澡	
疱疹	佛手柑、尤加利樹、娜羅莉亞、天竺葵、茶樹、檸檬	1 滴直接塗抹	棉片	乳液／凝膠	直接塗抹 2 次為限
咳嗽	馬喬蓮、乳香、尤加利樹、檀香木、雪松、絲柏	熱水 4 滴	蒸汽吸入	按摩、泡澡、薰蒸、面紙	按摩胸口
膀胱炎	尤加利樹、黑胡椒、杜松、檀香木、茶樹	6~8 滴	泡澡、臀浴	冷敷	
頭皮屑	雪松、香水樹、迷迭香、薰衣草、茶樹	25 滴／50mL	洗髮精／潤絲精	乳液／基礎油	停留整晚
皮膚炎	德國洋甘菊、羅馬洋甘菊、杜松、乳香、永久花、保加利亞玫瑰、橙花	基礎乳液	局部使用	泡澡、冷敷	

■ 表 5-2　舒緩生理症狀的精油應用（續）

症　狀	可使用的精油	媒介物	使用方法	其他方法	備　註
神經痛	羅馬洋甘菊、德國洋甘菊、馬喬蓮、尤加利樹、天竺葵、迷迭香、松木	熱水 4 滴	熱敷	乳液／凝膠	
濕疹	羅馬洋甘菊、德國洋甘菊、乳香、佛手柑、薰衣草、橙花、玫瑰	基礎乳液	局部使用	泡澡、冷敷	
疲勞	黑胡椒、檸檬草、肉荳蔻、薄荷、迷迭香、羅勒	基礎油	按摩	泡澡、薰蒸、面紙	
花粉熱	羅馬洋甘菊、永久花、尤加利樹、薰衣草、檸檬、松木	面紙 3 滴	吸入	按摩、薰蒸	按摩胸口
頭蝨	肉桂葉、尤加利樹、迷迭香、茶樹、娜羅莉亞、麝香草	25 滴／50mL	洗髮精／潤絲精	洗滌水	每兩天使用一次
蕁麻疹	羅馬洋甘菊、德國洋甘菊、永久花、薰衣草、橙花、沒藥、玫瑰	基礎乳液	局部使用	冷敷、洗冷水澡	
消化不良	黑胡椒、薄荷、肉荳蔻、迷迭香、茴香、生薑	基礎油	按摩胃部	熱敷	
發炎	羅馬洋甘菊、德國洋甘菊、尤加利樹、永久花、薰衣草、保加利亞玫瑰、沒藥	冷水 4 滴	冷敷	乳液	
流行性感冒	黑胡椒、尤加利樹、茶樹、昆日亞、檸檬、綠薄荷	熱水 4 滴	蒸汽吸入	按摩、泡澡、薰蒸、面紙	按摩胸口
蚊蟲咬傷	羅馬洋甘菊、佛手柑、薰衣草、茶樹、沒藥、乳香	1 滴直接塗抹患部	棉片	乳液／凝膠	直接塗抹

■ 表 5-2 舒緩生理症狀的精油應用（續）

症狀	可使用的精油	媒介物	使用方法	其他方法	備 註
皮膚癢	羅馬洋甘菊、永久花、雪松、佛手柑、薰衣草、茶樹	乳液／凝膠	局部使用	冷敷	
時差	香水樹、薄荷、葡萄柚、薰衣草、天竺葵、生薑	6~8 滴	泡溫水澡	按摩、薰蒸、面紙	
更年期	羅馬洋甘菊、快樂鼠尾草、天竺葵、絲柏、茴香、保加利亞玫瑰	6~8 滴	泡溫水澡	按摩、薰蒸、面紙	
偏頭痛	羅馬洋甘菊、德國洋甘菊、馬喬蓮、薄荷、薰衣草、香蜂草、羅勒	面紙 3 滴	吸入	按摩、薰蒸、冷敷	
肌肉痠痛	羅馬洋甘菊、德國洋甘菊、馬喬蓮、黑胡椒、尤加利樹、迷迭香、薰衣草	基礎油	按摩	熱敷、泡澡	
反胃	羅馬洋甘菊、檀香木、薄荷、肉荳蔻、生薑、茴香	面紙 3 滴	吸入	按摩、泡澡、薰蒸	按摩胃部
傷口	羅馬洋甘菊、德國洋甘菊、乳香、尤加利樹、薰衣草、茶樹、檸檬	清水 1 滴	清洗傷口	乳液／凝膠	
水腫	杜松、迷迭香、天竺葵、葡萄柚、絲柏、茴香	基礎油	按摩	泡澡	
痛經	德國洋甘菊、馬喬蓮、黑胡椒、快樂鼠尾草、薰衣草、迷迭香	熱水 4 滴	熱敷	按摩、泡澡	按摩腹部
經前症候群	羅馬洋甘菊、快樂鼠尾草、天竺葵、薰衣草、香蜂草、保加利亞玫瑰	面紙 3 滴	吸入	按摩、泡澡、薰蒸	
牛皮癬	檀香木、乳香、薰衣草、佛手柑、德國洋甘菊、橙花、茶樹	基礎乳液	局部使用	泡澡、冷敷	請參考濕疹

■ 表 5-2　舒緩生理症狀的精油應用（續）

症狀	可使用的精油	媒介物	使用方法	其他方法	備 註
風濕症	羅馬洋甘菊、德國洋甘菊、馬喬蓮、黑胡椒、杜松、迷迭香、薰衣草	基礎油	按摩	熱敷、泡澡	
坐骨神經痛	羅馬洋甘菊、黑胡椒、杜松、尤加利樹、薰衣草、迷迭香	基礎油	按摩	熱敷、泡澡	
帶狀疱疹	永久花、天竺葵、茶樹、香蜂草、德國洋甘菊、保加利亞玫瑰	基礎乳液	局部使用	泡澡、冷敷	
鼻竇炎	薄荷、尤加利樹、茶樹、綠薄荷、羅勒、松木	面紙 3 滴	吸入	按摩、薰蒸、蒸汽	
喉嚨痛	檀香木、尤加利樹、德國洋甘菊、天竺葵、薰衣草、茶樹	熱水 2 滴	漱口	乳液	按摩患部
丘疹	尤加利樹、薰衣草、茶樹、沒藥、檸檬	1 滴直接塗抹患部	棉片	乳液／化妝水	
扭傷	羅馬洋甘菊、德國洋甘菊、馬喬蓮、黑胡椒、尤加利樹、迷迭香、薰衣草	冷水 4 滴	冷敷	乳液	只能溫和按摩力道不可過重
曬傷	乳香、檀香木、永久花、天竺葵、薰衣草、薄荷	基礎乳液	溫和塗抹	冷敷、泡冷水澡	
牙齒痛	羅馬洋甘菊、肉桂葉、黑胡椒、薄荷、丁香花苞、松木	熱水 2 滴	漱口	棉片 1 滴	
暈車	薄荷、肉荳蔻、保加利亞玫瑰、薰衣草、香蜂草、生薑	面紙 3 滴	吸入	按摩、薰蒸	請參考反胃
靜脈曲張	杜松、苦橙葉、天竺葵、刺蕊草、絲柏、檸檬	基礎乳液	輕抹患部	冷敷	只能用手輕撫不能用力壓
疣	麝香草、永久花、薰衣草、茶樹、絲柏、檸檬	1 滴直接塗抹患部	棉片	乳液／凝膠	

■ 表 5-3　適用於心理症狀的精油應用

症狀	可使用的精油
憤怒	羅馬洋甘菊、甜柑橘、乳香、永久花、香水樹、葡萄柚、天竺葵、橙花
焦慮	馬喬蓮、杜松、檀香木、快樂鼠尾草、佛手柑、薰衣草、保加利亞玫瑰
死別	馬喬蓮、乳香、永久花、茉莉、絲柏、香蜂草、橙花、沒藥
幽閉恐懼症	乳香、檀香木、快樂鼠尾草、肉荳蔻、天竺葵、佛手柑、紅柑、橙花
憂鬱症	德國洋甘菊、甜柑橘、天竺葵、佛手柑、迷迭香、香蜂草、橙花
精疲力盡	黑胡椒、薄荷、肉荳蔻、迷迭香、巖蘭草、羅勒、松木
恐懼	乳香、杜松、香水樹、雪松、絲柏、麝香草、保加利亞玫瑰
挫折	羅馬洋甘菊、甜柑橘、乳香、香水樹、葡萄柚、佛手柑、薰衣草
悲傷	馬喬蓮、甜柑橘、快樂鼠尾草、香蜂草、佛手柑、絲柏、茉莉、保加利亞玫瑰
內疚	馬喬蓮、杜松、香水樹、肉荳蔻、茉莉、絲柏、檸檬、保加利亞玫瑰
歇斯底里	德國洋甘菊、馬喬蓮、乳香、快樂鼠尾草、保加利亞玫瑰、薰衣草、香蜂草、橙花
無耐性	乳香、檀香木、香水樹、雪松、薄荷、佛手柑、薰衣草、巖蘭草
優柔寡斷	雪松、薄荷、快樂鼠尾草、迷迭香、葡萄柚、佛手柑、生薑、麝香草
缺乏自信	杜松、檀香木、佛手柑、天竺葵、刺蕊草、茉莉、香水樹、巖蘭草
失眠	羅馬洋甘菊、馬喬蓮、乳香、檀香木、香水樹、快樂鼠尾草、佛手柑、薰衣草
易怒	羅馬洋甘菊、甜柑橘、香水樹、薄荷、快樂鼠尾草、天竺葵、橙花
忌妒	馬喬蓮、檀香木、永久花、雪松、絲柏、檸檬、保加利亞玫瑰
寂寞	馬喬蓮、杜松、快樂鼠尾草、迷迭香、乳香、沒藥
心情不穩定	雪松、快樂鼠尾草、紅柑、天竺葵、佛手柑、刺蕊草、巖蘭草、馬喬蓮
健忘症	生薑、薄荷、葡萄柚、肉荳蔻、迷迭香、丁香花苞、檸檬、羅勒
消極	甜柑橘、杜松、永久花、肉桂葉、快樂鼠尾草、佛手柑、橙花、松木
恐慌	羅馬洋甘菊、乳香、香水樹、快樂鼠尾草、薰衣草、巖蘭草、保加利亞玫瑰、橙花
遺憾	檀香木、永久花、葡萄柚、檸檬、保加利亞玫瑰
心神不定	馬喬蓮、乳香、快樂鼠尾草、香蜂草、薰衣草、巖蘭草、橙花、沒藥
悲哀	甜柑橘、杜松、葡萄柚、保加利亞玫瑰、迷迭香、佛手柑、絲柏、松木
自大	香水樹、雪松、葡萄柚、迷迭香、茉莉、生薑
休克	羅馬洋甘菊、馬喬蓮、乳香、香水樹、薄荷、薰衣草、香蜂草、橙花
壓力	馬喬蓮、雪松、杜松、檀香木、快樂鼠尾草、天竺葵、巖蘭草、羅勒

■ 表 5-4　精油運用於各系統症狀

功用	羅勒	佛手柑	雪松	快樂鼠尾草	絲柏	尤加利樹	乳香	天竺葵	生薑	葡萄柚	杜松	薰衣草	檸檬	檸檬草	萊姆	馬喬蓮	山雞椒	甜柑橘	玫瑰草	刺蕊草	薄荷	苦橙葉	迷迭香	澳洲檀香	紅柑	茶樹
神經系統																										
幫助入眠、失眠者	●											●				●		●				●			●	
放鬆適用於睡眠和壓力																								●		
解除壓力	●		●					●		●	●							●								
平衡情緒						●																				
安撫情緒							●												●							
安撫、釋放神經緊張			●	●								●											●			
調整自律神經																										
紓緩焦慮			●						●	●													●			
鎮靜神經緊張											●	●				●										
助神經																										
抗憂鬱症	●									●		●										●				
平衡中樞神經										●		●														
安定中樞神經系統																●									●	

麝香草	香水樹	黑胡椒	茴香	德國洋甘菊	茉莉	沒藥	橙花	保加利亞玫瑰	香蜂草	永年草	昆日亞	肉桂葉	松木	綠薄荷	血橙	苦橙	丁香花苞	巖蘭草	肉荳蔻	檸檬香桃木	香茅	綠花白千層	羅文莎葉	樺木	薑草	白葡萄柚	杜松葉	肉桂皮
				●	●		●	●								●		●								●		
																●		●								●		
●								●							●	●							●			●		
●															●	●										●		
												●			●	●										●		●
					●		●	●	●		●				●								●			●		
							●								●							●				●		
●																●		●								●	●	
										●					●										●	●	●	
				●											●											●		
						●		●		●					●	●	●					●				●	●	
															●	●		●										
															●	●												

■ 表 5-4　精油運用於各系統症狀（續）

功用	羅勒	佛手柑	雪松	快樂鼠尾草	絲柏	尤加利樹	乳香	天竺葵	生薑	葡萄柚	杜松	薰衣草	檸檬	檸檬草	萊姆	馬喬蓮	山雞椒	甜柑橘	玫瑰草	刺蕊草	薄荷	苦橙葉	迷迭香	澳洲檀香	紅柑	茶樹
抑鬱																									●	
壓力及輕微焦慮																●										
安撫作用		●																			●	●				
沮喪安撫功效絕佳																										
抗沮喪								●													●					
振奮沮喪特性																										
神經系統補藥								●																		
補強神經系統																							●			
歇斯底里												●									●					
驚嚇																										●
神經系統鎮定劑																						●				
激勵									●		●			●			●			●						
激勵補身																										
激勵強化神經											●									●						

麝香草	香水樹	黑胡椒	茴香	德國洋甘菊	茉莉	沒藥	橙花	保加利亞玫瑰	香蜂草	永年草	昆日亞	肉桂葉	松木	綠薄荷	血橙	苦橙	丁香花苞	巖蘭草	肉荳蔻	檸檬香桃木	香茅	綠花白千層	羅文莎葉	樺木	薑草	白葡萄柚	杜松葉	肉桂皮
				●			●	●						●	●												●	
											●				●	●										●		
															●	●										●		
												●			●	●										●		
●					●		●	●	●						●	●										●		●
															●			●						●		●		
				●			●	●	●								●									●		
									●																	●	●	
																										●		
	●													●	●		●				●					●		
																			●			●				●		
●																										●		

■ 表 5-4 精油運用於各系統症狀（續）

功用	羅勒	佛手柑	雪松	快樂鼠尾草	絲柏	尤加利樹	乳香	天竺葵	生薑	葡萄柚	杜松	薰衣草	檸檬	檸檬草	萊姆	馬喬蓮	山雞椒	甜柑橘	玫瑰草	刺蕊草	薄荷	苦橙葉	迷迭香	澳洲檀香	紅柑	茶樹
提神醒腦	●	●				●									●		●								●	
幫助判斷能力																										●
良好止痛劑									●																	
抗痙攣				●							●	●											●			
緩和腸胃痙攣																										
鎮靜			●															●		●		●				
強效安撫與鎮靜				●																						
頭痛、偏頭痛	●			●					●			●				●							●			
牙痛																					●					
增強記憶力									●														●			
口腔齒齦炎潰爛																●										
改善口腔炎																										
呼吸系統																										
改善感冒	●																						●			●
對感冒有雙重功效																					●					

麝香草	香水樹	黑胡椒	茴香	德國洋甘菊	茉莉	沒藥	橙花	保加利亞玫瑰	香蜂草	永年草	昆日亞	肉桂葉	松木	綠薄荷	血橙	苦橙	丁香花苞	巖蘭草	肉荳蔻	檸檬香桃木	香茅	綠花白千層	羅文莎葉	樺木	薑草	白葡萄柚	杜松葉	肉桂皮
																								●				
																						●						
●																	●		●									
										●	●			●					●		●					●		
													●				●											
						●	●	●			●						●	●			●			●		●		
															●									●				●
				●			●	●		●														●				
			●	●													●											
																	●											
						●																						
						●																						
									●	●	●	●										●	●					
																						●	●					

■ 表 5-4　精油運用於各系統症狀（續）

功用	羅勒	佛手柑	雪松	快樂鼠尾草	絲柏	尤加利樹	乳香	天竺葵	生薑	葡萄柚	杜松	薰衣草	檸檬	檸檬草	萊姆	馬喬蓮	山雞椒	甜柑橘	玫瑰草	刺蕊草	薄荷	苦橙葉	迷迭香	澳洲檀香	紅柑	茶樹
流行性感冒症狀						●			●					●									●			●
流行性疾病等症狀																										●
激勵肺部			●				●														●		●	●		
幫助呼吸系統各種症狀																					●					
成人小孩呼吸系統疾病																										
緩和呼吸異常																					●					
淨化呼吸道						●																				
改善呼吸系統感染	●	●				●					●	●									●					
呼吸道疾病																										●
利呼吸道	●	●				●															●					●
具擴張支氣管功能																	●									
支氣管炎	●		●	●		●	●					●				●					●		●	●		
氣喘				●			●					●				●					●		●			
咳嗽	●		●		●		●					●	●													

麝香草	香水樹	黑胡椒	茴香	德國洋甘菊	茉莉	沒藥	橙花	保加利亞玫瑰	香蜂草	永年草	昆日亞	肉桂葉	松木	綠薄荷	血橙	苦橙	丁香花苞	巖蘭草	肉荳蔻	檸檬香桃木	香茅	綠花白千層	羅文莎葉	樺木	薑草	白葡萄柚	杜松葉	肉桂皮
		●									●			●								●	●					
																	●					●	●					
						●								●								●	●				●	
													●	●							●	●	●					
																						●	●					
	●																					●	●					
																						●	●	●		●		
●								●					●	●			●					●	●					
																						●	●					
									●	●												●	●					
																						●	●					
						●			●	●												●	●					
						●			●	●																	●	
						●	●	●			●											●					●	

■ 表 5-4　精油運用於各系統症狀（續）

功用	羅勒	佛手柑	雪松	快樂鼠尾草	絲柏	尤加利樹	乳香	天竺葵	生薑	葡萄柚	杜松	薰衣草	檸檬	檸檬草	萊姆	馬喬蓮	山雞椒	甜柑橘	玫瑰草	刺蕊草	薄荷	苦橙葉	迷迭香	澳洲檀香	紅柑	茶樹
咳嗽引起胸腔悶痛																								●		
祛痰																										
退發燒	●					●							●	●									●			
內分泌系統																										
平衡荷爾蒙																										
調節荷爾蒙								●																		
平衡內分泌系統																				●						
腎上腺補藥																										
生殖系統																										
利尿					●			●		●	●												●			
排毒										●	●				●											
解毒																●										
催情				●				●																●		
性冷感增強性功能								●																●		
催乳																		●		●						
幫助乳腺發育														●												

麝香草	香水樹	黑胡椒	茴香	德國洋甘菊	茉莉	沒藥	橙花	保加利亞玫瑰	香蜂草	永年草	昆日亞	肉桂葉	松木	綠薄荷	血橙	苦橙	丁香花苞	巖蘭草	肉荳蔻	檸檬香桃木	香茅	綠花白千層	羅文莎葉	樺木	薑草	白葡萄柚	杜松葉	肉桂皮
		●																					●					
						●				●												●	●					
		●	●						●																			
	●														●													
															●													
															●													
																												●
		●	●							●																		●
								●								●												●
			●																									●
●				●		●						●								●								
		●		●				●																				
			●		●																							

■ 表 5-4　精油運用於各系統症狀（續）

功用	羅勒	佛手柑	雪松	快樂鼠尾草	絲柏	尤加利樹	乳香	天竺葵	生薑	葡萄柚	杜松	薰衣草	檸檬	檸檬草	萊姆	馬喬蓮	山雞椒	甜柑橘	玫瑰草	刺蕊草	薄荷	苦橙葉	迷迭香	澳洲檀香	紅柑	茶樹
助產																										
退乳																					●					
尿道抗菌																										
改善膀胱炎			●			●					●	●											●			●
膀胱炎		●																								
陰道感染、陰道炎			●																							●
利子宮				●																						
調節子宮機能		●																								
滋補子宮						●																				
不孕	●																									
利生殖泌尿系統			●																				●			
利女性生殖系統				●	●	●																				
舒緩月經絞痛																						●				
滋補生殖系統																										

麝香草	香水樹	黑胡椒	茴香	德國洋甘菊	茉莉	沒藥	橙花	保加利亞玫瑰	香蜂草	永年草	昆日亞	肉桂葉	松木	綠薄荷	血橙	苦橙	丁香花苞	巖蘭草	肉荳蔻	檸檬香桃木	香茅	綠花白千層	羅文莎葉	樺木	薑草	白葡萄柚	杜松葉	肉桂皮
					●																							
●																											●	
●													●														●	
				●						●																		
				●		●																						
							●		●																			
					●			●	●																			
																										●		
	●																											
																									●			
	●				●													●										

■ 表 5-4　精油運用於各系統症狀（續）

功用	羅勒	佛手柑	雪松	快樂鼠尾草	絲柏	尤加利樹	乳香	天竺葵	生薑	葡萄柚	杜松	薰衣草	檸檬	檸檬草	萊姆	馬喬蓮	山雞椒	甜柑橘	玫瑰草	刺蕊草	薄荷	苦橙葉	迷迭香	澳洲檀香	紅柑	茶樹
生殖系統問題																										
月經不規則				●				●																		
月經問題																										
月經過多							●																			
幫助經前症候群								●																	●	
幫助月經和血帶																●										
白帶		●										●														
調節規律經期											●															
月經過少、通經	●			●								●									●		●			
月經困難																										
更年期				●	●																					
血液循環系統																										
刺激血液循環																										
促進血液循環								●	●						●										●	

麝香草	香水樹	黑胡椒	茴香	德國洋甘菊	茉莉	沒藥	橙花	保加利亞玫瑰	香蜂草	永年草	昆日亞	肉桂葉	松木	綠薄荷	血橙	苦橙	丁香花苞	巖蘭草	肉荳蔻	檸檬香桃木	香茅	綠花白千層	羅文莎葉	樺木	薑草	白葡萄柚	杜松葉	肉桂皮
					●																							
				●				●	●																			
			●						●																			
								●																				
																									●			●
																												●
						●		●																				●
			●					●	●																			●
●		●	●	●			●																					●
						●																						
																●												
●	●														●										●			
																									●			

表 5-4　精油運用於各系統症狀（續）

功用	羅勒	佛手柑	雪松	快樂鼠尾草	絲柏	尤加利樹	乳香	天竺葵	生薑	葡萄柚	杜松	薰衣草	檸檬	檸檬草	萊姆	馬喬蓮	山雞椒	甜柑橘	玫瑰草	刺蕊草	薄荷	苦橙葉	迷迭香	澳洲檀香	紅柑	茶樹
幫助全身循環																									●	
淨化循環系統				●																						
強化紅血球																										
增強全身循環															●											
活血行血功能																										
促進皮膚血液循環																●										
收縮靜脈血管					●																					
循環系統補藥														●												
降低血壓																●										
調整血壓																										
高血壓																										
滋補心臟																										
增強心臟																	●									
激勵心臟																							●			

麝香草	香水樹	黑胡椒	茴香	德國洋甘菊	茉莉	沒藥	橙花	保加利亞玫瑰	香蜂草	永年草	昆日亞	肉桂葉	松木	綠薄荷	血橙	苦橙	丁香花苞	巖蘭草	肉荳蔻	檸檬香桃木	香茅	綠花白千層	羅文莎葉	樺木	薑草	白葡萄柚	杜松葉	肉桂皮
																									●			
																									●			
															●			●										
																									●			
															●			●							●			
																									●			
																									●			
	●																											
											●																	
									●																			
								●																	●			
																									●			
●																									●			

表 5-4 精油運用於各系統症狀（續）

功用	羅勒	佛手柑	雪松	快樂鼠尾草	絲柏	尤加利樹	乳香	天竺葵	生薑	葡萄柚	杜松	薰衣草	檸檬	檸檬草	萊姆	馬喬蓮	山雞椒	甜柑橘	玫瑰草	刺蕊草	薄荷	苦橙葉	迷迭香	澳洲檀香	紅柑	茶樹
助心臟																										
心悸																										
淨化胸腔																●										
淨化循環系統				●																						
手腳冰冷																										
止血					●																					
免疫系統																										
增強免疫系統								●						●										●		
增強免疫力												●														
增加抵抗力																						●				
利膽																										
利肝																										
肝臟																										
滋補肝																										
調節肝臟新陳代謝																									●	

麝香草	香水樹	黑胡椒	茴香	德國洋甘菊	茉莉	沒藥	橙花	保加利亞玫瑰	香蜂草	永年草	昆日亞	肉桂葉	松木	綠薄荷	血橙	苦橙	丁香花苞	巖蘭草	肉荳蔻	檸檬香桃木	香茅	綠花白千層	羅文莎葉	樺木	薑草	白葡萄柚	杜松葉	肉桂皮
							●																					
							●		●																			
																						●						
		●																										
								●																				

麝香草	香水樹	黑胡椒	茴香	德國洋甘菊	茉莉	沒藥	橙花	保加利亞玫瑰	香蜂草	永年草	昆日亞	肉桂葉	松木	綠薄荷	血橙	苦橙	丁香花苞	巖蘭草	肉荳蔻	檸檬香桃木	香茅	綠花白千層	羅文莎葉	樺木	薑草	白葡萄柚	杜松葉	肉桂皮
										●																	●	
										●																		
										●																		
								●																				
			●																									

表 5-4　精油運用於各系統症狀（續）

功用	羅勒	佛手柑	雪松	快樂鼠尾草	絲柏	尤加利樹	乳香	天竺葵	生薑	葡萄柚	杜松	薰衣草	檸檬	檸檬草	萊姆	馬喬蓮	山雞椒	甜柑橘	玫瑰草	刺蕊草	薄荷	苦橙葉	迷迭香	澳洲檀香	紅柑	茶樹
消化系統																										
酗酒																										
眩暈																										
嘔吐																										
噁心																										
胃	●	●									●							●					●	●		
腹痛						●				●			●						●	●	●	●	●	●		●
胃脹腹痛	●	●		●						●	●	●				●					●		●			●
腹瀉						●				●				●					●	●	●		●			
食慾不振		●		●						●	●								●	●					●	
大小腸不適																							●			●
消化不良	●	●					●			●		●	●			●		●					●			
慢性腹瀉																										
腹瀉																										
腹絞痛																										
通便																										
便祕																										
痔瘡																										
痢疾																										
健胃滋補																										

麝香草	香水樹	黑胡椒	茴香	德國洋甘菊	茉莉	沒藥	橙花	保加利亞玫瑰	香蜂草	永年草	昆日亞	肉桂葉	松木	綠薄荷	血橙	苦橙	丁香花苞	巖蘭草	肉荳蔻	檸檬香桃木	香茅	綠花白千層	羅文莎葉	樺木	薑草	白葡萄柚	杜松葉	肉桂皮
			●																									
									●																			
			●														●								●			●
									●							●									●			●
															●										●			●
			●	●		●	●					●		●			●			●					●			●
	●			●			●					●		●			●		●						●			●
				●		●	●					●					●								●			
●		●					●											●			●				●			
							●														●				●			
●				●		●				●		●				●	●								●			
							●																		●			
				●												●									●			
		●							●																●			
								●																				
			●																									
						●																					●	
									●																			
						●		●	●																			

表 5-4 精油運用於各系統症狀（續）

功用	羅勒	佛手柑	雪松	快樂鼠尾草	絲柏	尤加利樹	乳香	天竺葵	生薑	葡萄柚	杜松	薰衣草	檸檬	檸檬草	萊姆	馬喬蓮	山雞椒	甜柑橘	玫瑰草	刺蕊草	薄荷	苦橙葉	迷迭香	澳洲檀香	紅柑	茶樹
改善消化系統症狀																										
助消化	●	●		●					●					●				●					●			
開胃																	●									
促進消化系統												●														
祛除腸胃脹氣																					●					
舒解脹氣																	●									
消化系統補藥																				●						
解決消化問題																						●				
抑制食慾																					●					
促進食慾									●						●										●	
激勵促進食慾								●																		
平衡與調節消化系統										●																
緩和腸胃痙攣																										

麝香草	香水樹	黑胡椒	茴香	德國洋甘菊	茉莉	沒藥	橙花	保加利亞玫瑰	香蜂草	永年草	昆日亞	肉桂葉	松木	綠薄荷	血橙	苦橙	丁香花苞	巖蘭草	肉荳蔻	檸檬香桃木	香茅	綠花白千層	羅文莎葉	樺木	薑草	白葡萄柚	杜松葉	肉桂皮
														●					●	●					●			
			●												●										●			●
															●										●			
															●										●			
		●		●		●											●								●			
									●							●									●			
															●										●			●
															●										●			
																●									●			
																									●			
																									●			
																	●								●			

表 5-4　精油運用於各系統症狀（續）

功用	羅勒	佛手柑	雪松	快樂鼠尾草	絲柏	尤加利樹	乳香	天竺葵	生薑	葡萄柚	杜松	薰衣草	檸檬	檸檬草	萊姆	馬喬蓮	山雞椒	甜柑橘	玫瑰草	刺蕊草	薄荷	苦橙葉	迷迭香	澳洲檀香	紅柑	茶樹
滋補脾																										
利脾																										
皮膚系統																										
皮膚潰瘍																										
柔軟皮膚																										
蕁麻疹																										
淨化傷口																										●
幫助疤痕癒合																			●							
促進傷口結痂				●			●																			
燒傷																										
治療灼傷與曬傷												●														
濕疹												●						●				●				
單純性疱疹																										
乾癬												●														
調節皮膚功能																						●				
癤																										

麝香草	香水樹	黑胡椒	茴香	德國洋甘菊	茉莉	沒藥	橙花	保加利亞玫瑰	香蜂草	永年草	昆日亞	肉桂葉	松木	綠薄荷	血橙	苦橙	丁香花苞	巖蘭草	肉荳蔻	檸檬香桃木	香茅	綠花白千層	羅文莎葉	樺木	薑草	白葡萄柚	杜松葉	肉桂皮
		●	●					●																				
										●																		
						●																						
										●					●													
				●																								
																	●											
										●					●													
										●					●													
															●													
										●																		

表 5-4　精油運用於各系統症狀（續）

功用	羅勒	佛手柑	雪松	快樂鼠尾草	絲柏	尤加利樹	乳香	天竺葵	生薑	葡萄柚	杜松	薰衣草	檸檬	檸檬草	萊姆	馬喬蓮	山雞椒	甜柑橘	玫瑰草	刺蕊草	薄荷	苦橙葉	迷迭香	澳洲檀香	紅柑	茶樹
緊實肌膚	●													●			●									
增加皮膚彈性																							●			
老化																							●			
促進細胞活性							●																			
促進細胞再生												●							●							
回春作用							●																			
幫助膠原形成																		●								
皺紋																		●								
美白																										
淡化斑點								●																	●	
淡斑、疤															●											
幫助吸收維他命 C																		●								
妊娠紋和疤痕											●														●	
過敏症																										
改善乾燥																		●					●			

麝香草	香水樹	黑胡椒	茴香	德國洋甘菊	茉莉	沒藥	橙花	保加利亞玫瑰	香蜂草	永年草	昆日亞	肉桂葉	松木	綠薄荷	血橙	苦橙	丁香花苞	巖蘭草	肉荳蔻	檸檬香桃木	香茅	綠花白千層	羅文莎葉	樺木	薑草	白葡萄柚	杜松葉	肉桂皮
						●																						●
																●										●		
																										●		●
										●					●													
																												●
															●													
																●												●
								●																				
															●	●												
							●									●												
				●					●	●																		

表 5-4 精油運用於各系統症狀（續）

功用	羅勒	佛手柑	雪松	快樂鼠尾草	絲柏	尤加利樹	乳香	天竺葵	生薑	葡萄柚	杜松	薰衣草	檸檬	檸檬草	萊姆	馬喬蓮	山雞椒	甜柑橘	玫瑰草	刺蕊草	薄荷	苦橙葉	迷迭香	澳洲檀香	紅柑	茶樹
幫助皮膚保濕																			●							
護膚																										
油性暗瘡粉刺																										
暗瘡肌膚																								●		
改善油性						●																				
改善油性膚質和髮質																					●					
抑制油脂分泌																										●
抑制皮脂分泌														●	●										●	
改善面皰			●									●														
膿腫																										
阻塞皮膚						●																				
控制粉刺	●																									
粉刺			●																							
平衡肌膚油脂																										

麝香草	香水樹	黑胡椒	茴香	德國洋甘菊	茉莉	沒藥	橙花	保加利亞玫瑰	香蜂草	永年草	昆日亞	肉桂葉	松木	綠薄荷	血橙	苦橙	丁香花苞	巖蘭草	肉荳蔻	檸檬香桃木	香茅	綠花白千層	羅文莎葉	樺木	薑草	白葡萄柚	杜松葉	肉桂皮
																●												
				●	●		●								●	●												
																		●										
																										●		
●															●											●		
										●																		
															●													
										●																		

表 5-4　精油運用於各系統症狀（續）

功用	羅勒	佛手柑	雪松	快樂鼠尾草	絲柏	尤加利樹	乳香	天竺葵	生薑	葡萄柚	杜松	薰衣草	檸檬	檸檬草	萊姆	馬喬蓮	山雞椒	甜柑橘	玫瑰草	刺蕊草	薄荷	苦橙葉	迷迭香	澳洲檀香	紅柑	茶樹
平衡油性膚質							●																			
深層淨化油性暗瘡和充血皮膚										●																
利於油性皮膚											●		●													
充血性皮膚											●															
清除粉刺痘痘																						●				
收斂作用			●													●		●								
收斂特性絕佳				●																						
淨化																										
鎮定			●																							

麝香草	香水樹	黑胡椒	茴香	德國洋甘菊	茉莉	沒藥	橙花	保加利亞玫瑰	香蜂草	永年草	昆日亞	肉桂葉	松木	綠薄荷	血橙	苦橙	丁香花苞	巖蘭草	肉荳蔻	檸檬香桃木	香茅	綠花白千層	羅文莎葉	樺木	薑草	白葡萄柚	杜松葉	肉桂皮
																●												
	●					●				●						●	●											●
	●																											
																●	●											

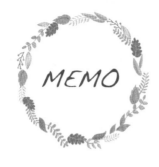
MEMO

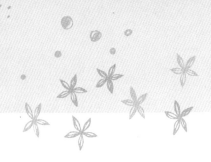

— CHAPTER —

06

植物單方精油

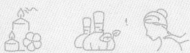

6.1 花朵

羅馬洋甘菊

Roman Chamomile

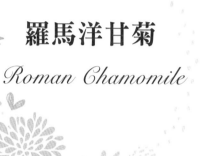

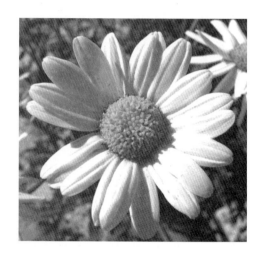

羅馬洋甘菊對心理或生理的舒緩上十分有助益，羅馬洋甘菊精油常被用來幫助小孩放鬆。另外，也適用於減輕濕疹、過度日曬或其他環境壓力所引起的皮膚炎或發紅現象，用於減輕發炎症狀時應小心。

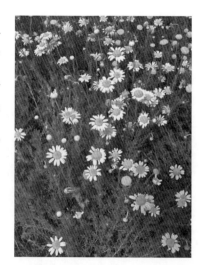

＊ 中文名稱	▶	羅馬洋甘菊
＊ 英文名稱	▶	Roman Chamomile
＊ 植物拉丁學名	▶	Anthemis nobilis
＊ 主要化學結構成分	▶	酯類、醇類、單萜烯類
＊ 植物萃取部位	▶	花朵
＊ 提煉方式	▶	蒸餾萃取法
＊ 主要原產國	▶	義大利
＊ 芳香氣味	▶	藥草味／水果味
＊ 可混合的精油	▶	安息香、佛手柑、天竺葵、茉莉、薰衣草、檸檬、馬喬蓮、橙花、玫瑰草、刺蕊草、玫瑰、香水樹

症狀	使用方法
» **乾性皮膚問題**	
濕疹	基礎霜（局部使用）
異常性膚質	基礎霜（局部使用）
皮膚炎	基礎霜（局部使用）
輕微皮膚疹	基礎霜（局部使用）
» **消化問題**	
腹絞痛	胃部做順時鐘方向按摩
消化不良	胃部做順時鐘方向按摩
消化不適	胃部做順時鐘方向按摩
經前症候群	按摩、沐浴

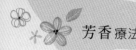

德國洋甘菊
German Chamomile

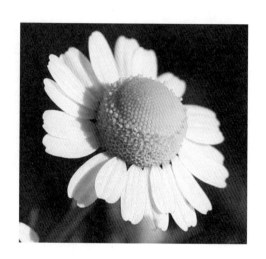

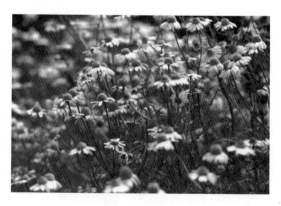

德國洋甘菊因含有特殊天藍烴，經過蒸餾而分解植物中的藍色分子，精油才會呈現獨特的深藍色，其香氣如甜甜的蘋果味。針對皮膚發炎、關節炎、肌肉痠痛等均有功效。

* 中文名稱	▶ 德國洋甘菊
* 英文名稱	▶ German Chamomile
* 植物拉丁學名	▶ Matricaria recutita
* 主要化學結構成分	▶ 倍半萜烯類、氧化物
* 植物萃取部位	▶ 花朵
* 提煉方式	▶ 蒸餾萃取法
* 主要原產國	▶ （歐洲）澳洲提煉
* 芳香氣味	▶ 藥草味／水果味
* 可混合的精油	▶ 佛手柑、快樂鼠尾草、薰衣草、迷迭香、橙花、玫瑰、乳香

症狀	使用方法
頭痛	按摩
胃脹氣	按摩
關節發炎或腫脹	敷蓋
風濕	局部使用，之後於該處溫敷
扭傷	熱敷

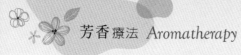

茉莉
Jasmine

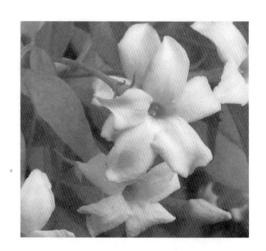

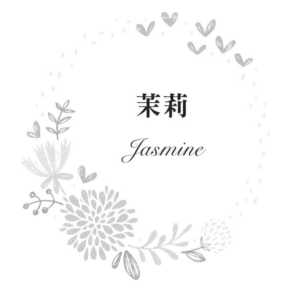

茉莉精油是由數百萬個小花瓣萃取而得,這些花瓣必須在某一個特定的時刻採摘。如果太晚摘的話,許多的精油成分已流失到空氣中。由於摘採需要很長的時間及許多人力,使得茉莉精油成本十分昂貴。然而,茉莉精油是建立自信心及減輕悲痛最好的選擇。

* 中文名稱	▶ 茉莉
* 英文名稱	▶ Jasmine
* 植物拉丁學名	▶ Jasminum officinale
* 主要化學結構成分	▶ 酯類、醇類
* 植物萃取部位	▶ 花朵
* 提煉方式	▶ 溶劑萃取法
* 主要原產國	▶ 法國
* 芳香氣味	▶ 花朵味
* 可混合的精油	▶ 佛手柑、乳香、天竺葵、薰衣草、甜柑橘、花梨木、香水樹

症狀	使用方法
» **情緒問題**	
抑鬱	按摩、沐浴
冷漠	按摩、沐浴
冷淡	按摩、沐浴
冷感	按摩、沐浴
無精打采	按摩、沐浴
建立信心	按摩、沐浴
子宮問題	腹部做順時鐘方向按摩
» **皮膚問題**	
乾性或油性皮膚	按摩
不適或敏感性皮膚	基礎霜（局部）

玫瑰

Rose

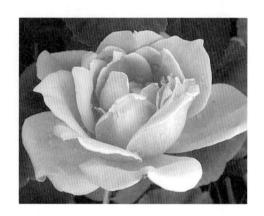

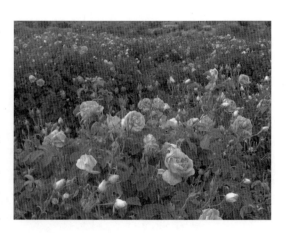

美麗的玫瑰精油是從玫瑰花瓣提煉而來,產量十分稀少。全世界只有少數幾個地方出產玫瑰精油,其中以保加利亞玫瑰的香味和醫療價值最為著名。和大部分由花朵提煉的精油一樣,玫瑰精油對情緒方面的問題十分有效。

* 中文名稱	▶ 玫瑰
* 英文名稱	▶ Rose
* 植物拉丁學名	▶ Rosa damascena
* 主要化學結構成分	▶ 酮類、醇類
* 植物萃取部位	▶ 花朵
* 提煉方式	▶ 蒸餾萃取法
* 主要原產國	▶ 保加利亞
* 芳香氣味	▶ 花朵味
* 可混合的精油	▶ 佛手柑、洋甘菊、快樂鼠尾草、白松香、天竺葵、茉莉、薰衣草、橙花、橙、玫瑰草、刺蕊草、檀香

症狀	使用方法
» **情緒**	
缺乏安全感	按摩、沐浴
增添女性氣息	按摩、沐浴
滋養的需求	按摩、沐浴
» **女性生殖系統**	
經期不規則	按摩、熱敷
強化子宮	按摩、熱敷
» **皮膚保養**	
微血管破裂	按摩、直接塗抹（局部）
乾性肌膚	按摩、熱敷
敏感性肌膚	按摩、熱敷、直接塗抹（局部）

丁香花苞

Clove Bud

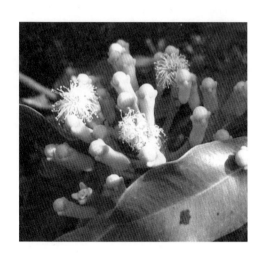

丁香花苞精油之氣味與成分具強大的抗菌淨化功能，是一種良好的止痛劑，也具有激勵、振奮之特性。雖然幾乎整個丁香樹都可萃取出精油，但因其他部位所萃取的精油對皮膚具刺激性，所以只有花苞萃取的精油才可用於芳香療法上。

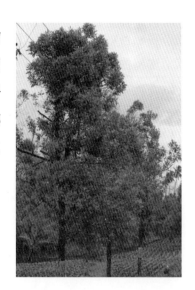

* 中文名稱	▶	丁香花苞
* 英文名稱	▶	Clove Bud
* 植物拉丁學名	▶	Syzygium aromaticum
* 主要化學結構成分	▶	酚類、倍半萜烯類、酯類
* 植物萃取部位	▶	花苞
* 提煉方式	▶	蒸餾萃取法
* 主要原產國	▶	印尼
* 芳香氣味	▶	辛辣味
* 可混合的精油	▶	葡萄柚、檸檬、茉莉、橙花、迷迭香、羅勒、甜橙

症狀	使用方法
抗細菌和抗真菌	局部使用在受感染部位
止痛，尤其針對於牙痛	直接塗抹
情緒平衡和精神提振	按摩、泡澡、薰蒸
呼吸道感染	蒸汽吸入
消化不良	按摩

橙花

Neroli

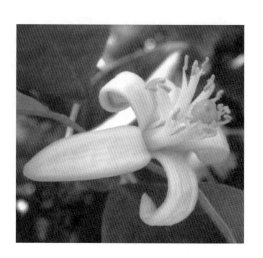

橙花對於情緒方面有十分顯著的功效,尤其是沒有明顯原因造成的情緒困擾,譬如突如其來的憂慮或慌亂。橙花精油是從苦橙葉的花朵提煉而來,其芳香細緻的氣味享有高度的評價,是非常珍貴的精油,對皮膚有神奇的保養功效。橙花精油通常與荷荷芭油混合後販售,可直接塗抹在臉上,在滋養肌膚同時,其香味亦可舒緩心靈。

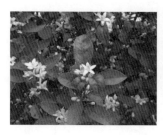
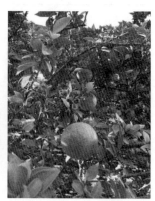

* 中文名稱	▶ 橙花
* 英文名稱	▶ Neroli
* 植物拉丁學名	▶ Citrus aurantium
* 主要化學結構成分	▶ 醇類、單萜烯類
* 植物萃取部位	▶ 花朵
* 提煉方式	▶ 蒸餾萃取法
* 主要原產國	▶ 法國
* 芳香氣味	▶ 花朵味
* 可混合的精油	▶ 安息香、佛手柑、芫荽、天竺葵、茉莉、薰衣草、檸檬、萊姆、橙、玫瑰草、苦橙、玫瑰、迷迭香、檀香、香水樹

症狀	使用方法
» **皮膚問題**	
乾性皮膚	按摩、基礎霜（局部）
敏感性皮膚	按摩、基礎霜（局部）
疤痕	按摩、基礎霜（局部）
拉痕	按摩、基礎霜（局部）
» **情緒問題**	
驚嚇	按摩
抑鬱	按摩
神經緊張	按摩
憂慮	按摩
恐慌	按摩

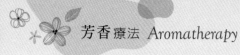
香水樹／伊蘭伊蘭
Ylang Ylang

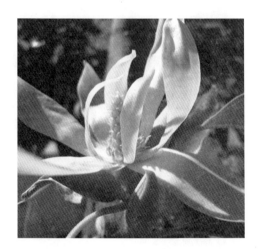

香水樹精油花型的香氣，十分醉人，被認為有絕佳的催情作用，可能是因為香水樹精油有幫助安撫恐懼及憂慮感的功效。鮮黃色的香水樹花常被栽種以用於香水的製造上，是許多昂貴品牌產品的重要成分之一。

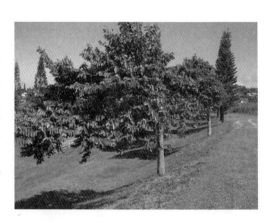

* 中文名稱	▶ 香水樹／伊蘭伊蘭
* 英文名稱	▶ Ylang Ylang
* 植物拉丁學名	▶ Cananga odorata
* 主要化學結構成分	▶ 酯類、醇類、倍半萜烯類
* 植物萃取部位	▶ 花朵
* 提煉方式	▶ 蒸餾萃取法
* 主要原產國	▶ 馬達加斯加
* 芳香氣味	▶ 花朵味
* 可混合的精油	▶ 佛手柑、天竺葵、茉莉、薰衣草、檸檬、甜柑橘、刺蕊草、花梨木、檀香

症狀	使用方法
» **情緒問題**	
恐懼	按摩、沐浴、薰燈法
憂鬱	按摩、沐浴、薰燈法
冷感	按摩、沐浴、薰燈法
挫折感	按摩、沐浴、薰燈法
氣憤	按摩、沐浴、薰燈法
» **皮膚保養**	
油性皮膚	按摩（與基礎霜混合）
不適皮膚	按摩（與基礎霜混合）
» **血壓**	
高血壓	按摩

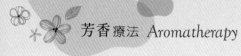
永年草／永久花

Everlasting

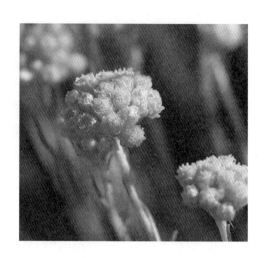

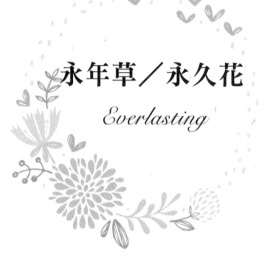

永久花與羅馬洋甘菊同屬菊科，對身心靈都具有功效。能夠用來處理腫脹、瘀血、傷口癒合，心靈方面具安撫作用，能夠舒緩焦慮與壓力。

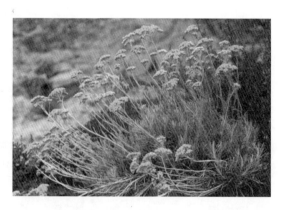

* 中文名稱	▶ 永年草／永久花
* 英文名稱	▶ Everlasting
* 植物拉丁學名	▶ Helichrysum italicum
* 主要化學結構成分	▶ 酯類、倍半萜酮、單萜醇、倍半萜烯
* 植物萃取部位	▶ 花朵
* 提煉方式	▶ 蒸餾萃取法
* 主要原產國	▶ 南斯拉夫
* 芳香氣味	▶ 木質香帶香脂味
* 可混合的精油	▶ 佛手柑、花梨木、丁香、乳香、薰衣草、橙花

症狀	使用方法
» **呼吸系統**	
氣喘	吸入法、胸部按摩
咳嗽	吸入法、胸部按摩
支氣管炎	吸入法、胸部按摩
» **皮膚**	
抗菌、抗感染	與乳液／膠調和使用
預防發炎	與乳液／膠調和使用
癒合傷口	與乳液／膠調和使用
降低血壓	泡澡、與乳液／膠調和使用
增強免疫系統	按摩
» **情緒**	
舒緩壓力、焦慮	薰燈法、泡澡

6.2　葉片

薄荷
Peppermint

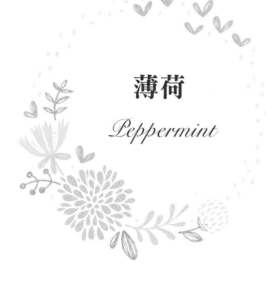

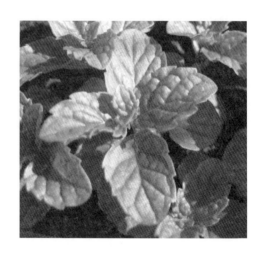

薄荷精油對旅途不適很有效，與薄荷膏有相同的效果，只需將瓶子放在鼻子下輕聞，便可減輕嘔吐感。薄荷精油具強烈的薄荷氣味，是非常棒的運動按摩油，可舒緩肌肉痠疼。使用吸入法時需小心，否則其強烈的氣味可能會使眼睛流淚。

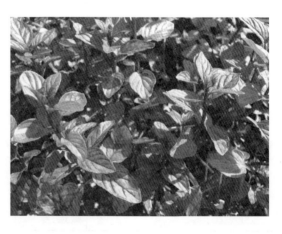

✳ 中文名稱	▶ 薄荷
✳ 英文名稱	▶ Peppermint
✳ 植物拉丁學名	▶ Mentha piperita
✳ 主要化學結構成分	▶ 醇類、單萜烯類、酮類
✳ 植物萃取部位	▶ 葉片
✳ 提煉方式	▶ 蒸餾萃取法
✳ 主要原產國	▶ 澳洲
✳ 芳香氣味	▶ 薄荷氣味
✳ 可混合的精油	▶ 佛手柑、雪松、檸檬、萊姆、迷迭香

症狀	使用方法
肌肉疼痛	按摩法、沐浴法
» **消化問題**	
旅途不適及嘔吐感	吸入法
消化不良	胃部按摩
消化不適	胃部按摩
腸胃脹氣	腹部順時鐘方向按摩
腹絞痛	腹部順時鐘方向按摩
頭顱發冷	吸入法
鼻竇炎	吸入法
頭痛或偏頭痛	（與薰衣草精油混合使用）冷敷法敷於頭後方
腦部疲勞	吸入法（面紙）、薰燈法
暈眩	吸入法（面紙）

綠薄荷
Spearmint

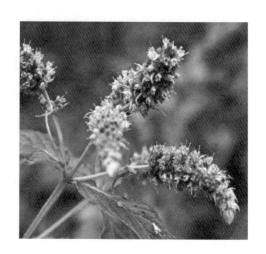

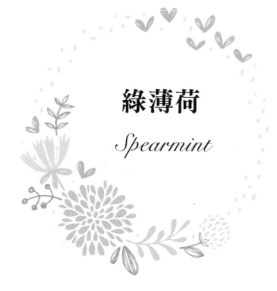

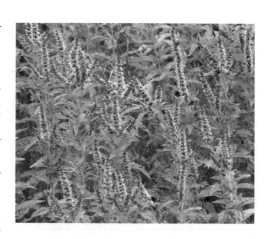

綠薄荷為胡椒薄荷的母株，葉片在所有薄荷中是最窄長的皺折也較多，而綠薄荷的花朵就如同毛穗。綠薄荷的香氣很甜，因此常做為矯味劑，對於環境的調和效果也很好。綠薄荷精油能夠幫助消化及呼吸系統等症狀、促進健康、激勵。

* 中文名稱	▶ 綠薄荷
* 英文名稱	▶ Spearmint
* 植物拉丁學名	▶ Mentha spicata
* 主要化學結構成分	▶ 單萜烯類、酮類
* 植物萃取部位	▶ 葉片
* 提煉方式	▶ 蒸餾萃取法
* 主要原產國	▶ 澳洲或美國
* 芳香氣味	▶ 薄荷和水果氣味
* 可混合的精油	▶ 羅勒、迷迭香、薰衣草、茉莉、佛手柑

症狀	使用方法
抗細菌	局部使用於具此症狀區域
壓力所引起的症狀	按摩、泡澡、敷蓋
精神疲勞	吸入

絲柏
Cypress

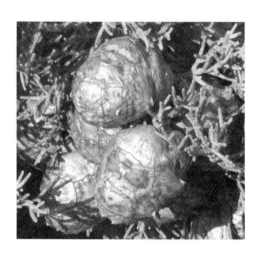

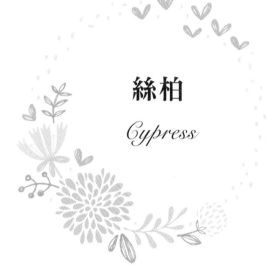

絲柏可洗滌及清理心理和生理層面。生理方面，其刺激血液循環的作用可幫助去除體內的廢物。心理方面，絲柏可幫助調理混亂及負面的情緒及想法。

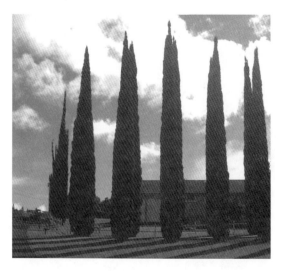

* 中文名稱	▶ 絲柏
* 英文名稱	▶ Cypress
* 植物拉丁學名	▶ Cupressus sempervirens
* 主要化學結構成分	▶ 單萜烯類
* 植物萃取部位	▶ 針葉
* 提煉方式	▶ 蒸餾萃取法
* 主要原產國	▶ 法國
* 芳香氣味	▶ 清新味
* 可混合的精油	▶ 安息香、佛手柑、快樂鼠尾草、杜松、薰衣草、檸檬、菩提花、橙、松、迷迭香、檀香

症狀	使用方法
促進循環	按摩、沐浴
水腫	按摩
» **皮膚保養**	
過度流汗（特別是足部）	足部浸泡
油性皮膚	熱敷
» **牙周病**	
牙齦流血	漱口
氣喘	按摩、薰燈法
汗腳	足部浸泡，局部
強化血管	按摩（輕微）
神經性憤怒	薰燈法、吸入法（面紙）
心理障礙（過度時期）	薰燈法、吸入法（面紙）
咳嗽	吸入法（直接或面紙）

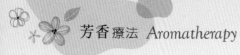

尤加利樹

Eucalyptus

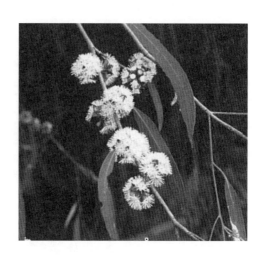

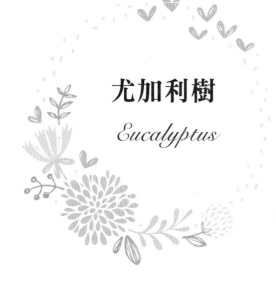

尤加利樹有許多不同種類,適合萃取精油,很多適合芳香療法使用,建議使用澳洲尤加利是最好的選擇。尤加利樹精油如傳說中,治療所有呼吸系統疾病和充血,效果很神奇。

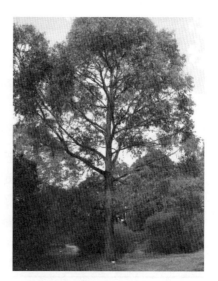

∗ 中文名稱	▶	尤加利樹
∗ 英文名稱	▶	Eucalyptus
∗ 植物拉丁學名	▶	Eucalyptus radiata
∗ 主要化學結構成分	▶	醇類、氧化物
∗ 植物萃取部位	▶	葉片
∗ 提煉方式	▶	蒸餾萃取法
∗ 主要原產國	▶	澳洲
∗ 芳香氣味	▶	清新味
∗ 可混合的精油	▶	佛手柑、麝香草、洋甘菊、薰衣草

症狀	使用方法
呼吸系統感染和充血	吸入法、按摩（胸腔）、薰燈法（安眠）
增強免疫系統	按摩

茶樹
Tea Tree

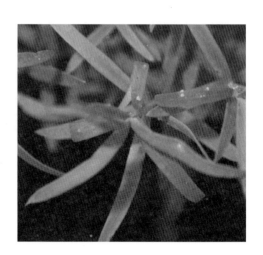

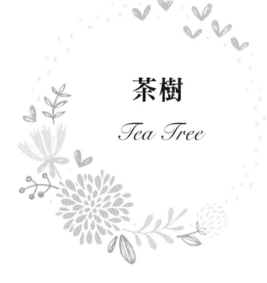

這種澳洲精油近年來被廣泛地運用在家庭裡，因其含有舒緩各類感染的特質，如細菌感染、病毒感染及菌狀腫感染。

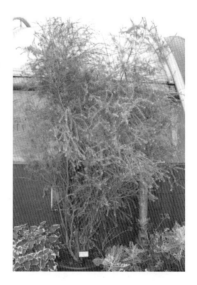

* 中文名稱	▶ 茶樹
* 英文名稱	▶ Tea Tree
* 植物拉丁學名	▶ Melaleuca alternifolia
* 主要化學結構成分	▶ 醇類、氧化物、單萜烯類
* 植物萃取部位	▶ 葉片
* 提煉方式	▶ 蒸餾萃取法
* 主要原產國	▶ 澳洲
* 芳香氣味	▶ 清新氣味
* 可混合的精油	▶ 肉桂、絲柏、丁香、尤加利、薑、薰衣草、檸檬、桔、橙、迷迭香、麝香草

症狀	使用方法
» 皮膚問題 　皮膚真菌感染	直接塗抹（局部）
感冒痠痛	直接塗抹（與紫蘇精油混合）
香港腳	按摩（與基礎霜混合）
繭	直接塗抹（與檸檬精油混合）
鵝口瘡	灌洗法、臀浴
呼吸系統感染	吸入法、胸部按摩、薰燈法

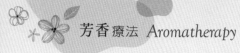
天竺葵
Geranium

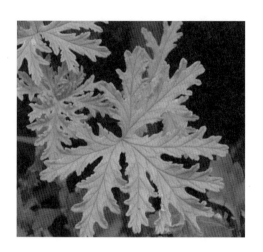

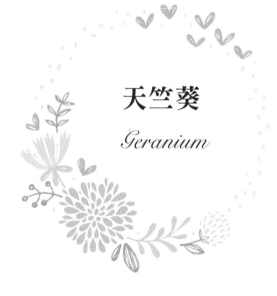

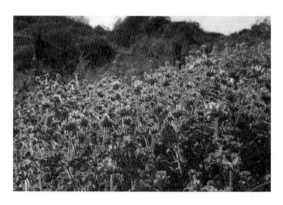

天竺葵精油對女性特別有親和力，能調理荷爾蒙失調所引起的各種不適問題。天竺葵在一般花園中為常見的植物，但是，只有此種天竺葵類才具有顯著的療效特質。

* 中文名稱	▶	天竺葵
* 英文名稱	▶	Geranium
* 植物拉丁學名	▶	Pelargonium graveolens
* 主要化學結構成分	▶	酯類、醇類
* 植物萃取部位	▶	葉片
* 提煉方式	▶	蒸餾萃取法
* 主要原產國	▶	埃及或中國
* 芳香氣味	▶	花香味
* 可混合的精油	▶	佛手柑、雪松、乳香、茉莉、薰衣草、檸檬、萊姆、刺蕊草、甜柑橘、迷迭香、花梨木、香水樹

症狀	使用方法
情緒低落	按摩法、薰燈法、沐浴法
» **感染** 割傷和小傷口、燒傷	和薰衣草一起調基礎霜（局部）
» **調理荷爾蒙分泌** 面皰 熱疹 經期不規則	與基礎霜混合使用（局部） 按摩法 按摩法
頭蝨	沖洗，按摩頭皮（和薰衣草一起使用）

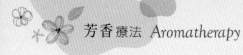

刺蕊草／廣藿香

Patchouli

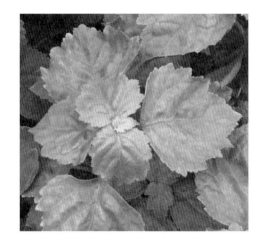

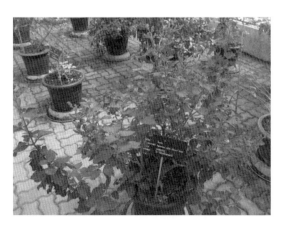

刺蕊草具土質性的香氣，有調理情緒的功效，當感覺壓力龐大時，可將一滴刺蕊草精油抹於太陽穴上（情緒中樞），便可使情緒安定下來。刺蕊草精油也對皮膚具有一些療效，但這些療效較不為人知。

* 中文名稱	▶ 刺蕊草／廣藿香
* 英文名稱	▶ Patchouli
* 植物拉丁學名	▶ Pogostemon cablin
* 主要化學結構成分	▶ 醇類、單萜烯類、倍半萜烯類
* 植物萃取部位	▶ 葉片
* 提煉方式	▶ 蒸餾萃取法
* 主要原產國	▶ 印尼
* 芳香氣味	▶ 藥草、辛辣、泥土氣味
* 可混合的精油	▶ 佛手柑、乳香、天竺葵、薑、薰衣草、檸檬草、檀香、花梨木、香水樹

症狀	使用方法
» **菌狀腫感染** 運動腳	與基礎霜混合局部使用
» **皮膚保養** 油性膚質 龜裂及受損肌膚 皮膚炎及濕疹 疫痛及傷口	按摩、基礎霜（局部） 按摩、局部 與基礎霜混合局部使用 與基礎霜混合局部使用（直接塗抹）
» **情緒問題** 冷感 神經疲勞 壓力	薰燈法、沐浴法、按摩 薰燈法、沐浴法、按摩 薰燈法、沐浴法、按摩

玫瑰草／馬丁香

Palmarosa

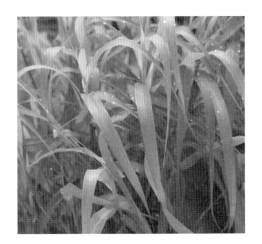

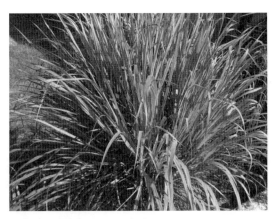

玫瑰草因產量多，長久以來被用來添加在純玫瑰精油中。玫瑰草精油與玫瑰擁有類似的特質，其價值越來越被重視，事實上它具有一些獨特的醫病效果，特別是在皮膚保養方面。其香氣比玫瑰精油強烈但較天竺葵精油淡些。

* 中文名稱	▶ 玫瑰草／馬丁香
* 英文名稱	▶ Palmarosa
* 植物拉丁學名	▶ Cymbopogon martini
* 主要化學結構成分	▶ 醇類、單萜烯類、酯類
* 植物萃取部位	▶ 葉（草）
* 提煉方式	▶ 蒸餾萃取法
* 主要原產國	▶ 印度
* 芳香氣味	▶ 橘子香、玫瑰香
* 可混合的精油	▶ 佛手柑、天竺葵、茉莉、薰衣草、萊姆、甜柑橘、花梨木、香水樹、檀香

症狀	使用方法
» **皮膚問題**	
調理油脂分泌	按摩、基礎霜（局部）
輕微皮膚疹	按摩（與基礎霜混合使用）
輕微皮膚感染	按摩（與基礎霜混合使用）
» **腸胃不適**	
感染	按摩
食慾不振	按摩
安撫情緒	按摩、薰燈

檸檬草

Lemongrass

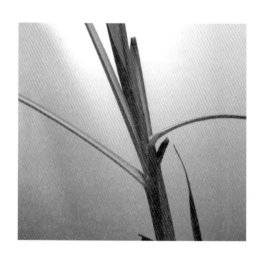

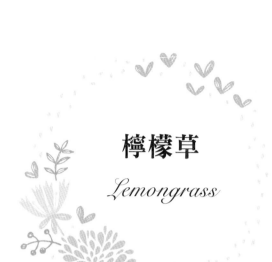

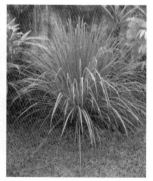

檸檬草具強烈的檸檬味，類似山雞椒。常用於噴霧法營造清爽、振奮的環境。香味廣受一般人喜愛，適合在公共場合（比如辦公室中）以陶瓷薰燈法使用。

* 中文名稱	▶ 檸檬草
* 英文名稱	▶ Lemongrass
* 植物拉丁學名	▶ Cymbopogon flexuosus
* 主要化學結構成分	▶ 乙醛、單萜烯類
* 植物萃取部位	▶ 葉（草）
* 提煉方式	▶ 蒸餾萃取法
* 主要原產國	▶ 印度
* 芳香氣味	▶ 柑橘味
* 可混合的精油	▶ 佛手柑、雪松、天竺葵、薰衣草、檸檬、玫瑰草、迷迭香

症狀	使用方法
» **情緒問題**	
疲勞	薰燈法、沐浴、按摩、吸入法（面紙）
時差	吸入法（面紙）、薰燈法
醒腦	薰燈法、吸入法（面紙）
» **感染**	
喉嚨疼痛	吸入法（局部塗抹）
發燒	冷敷
呼吸系統	薰燈法、沐浴、吸入法
» **身體疼痛**	
痠痛	按摩、熱敷
瘀傷	熱敷（局部）
扭傷	熱敷（局部）
肌肉疼痛	按摩、沐浴、熱敷

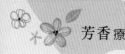

苦橙葉

Petitgrain

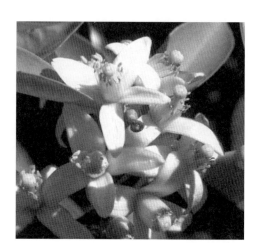

苦橙葉精油有常怡人的花型香味，但與橙花精油比起來少了一點精緻感，這兩種精油都來自於苦橙樹。橙花精油是由花朵提煉的，而苦橙葉精油則是由葉片及嫩枝以蒸餾萃取而得。苦橙葉精油對治療許多情緒上的不適有很大的價值。

* 中文名稱	▶ 苦橙葉
* 英文名稱	▶ Petitgrain
* 植物拉丁學名	▶ Citrus aurantium var amara
* 主要化學結構成分	▶ 醇類、酯類
* 植物萃取部位	▶ 葉片（及嫩枝）
* 提煉方式	▶ 蒸餾萃取法
* 主要原產國	▶ 中亞
* 芳香氣味	▶ 木質香、青草香、花香味
* 可混合的精油	▶ 佛手柑、雪松、荳蔻、天竺葵、薰衣草、香蜂草、橙花、橙、玫瑰草、迷迭香、花梨木、檀香、香水樹

症狀	使用方法
» **情緒問題**	
氣憤	滴於面紙吸入、沐浴
恐慌	滴於面紙吸入、沐浴
抑鬱	滴於面紙吸入、沐浴
神經疲勞	滴於面紙吸入、沐浴
失眠	滴於面紙吸入、或臉部輕微按摩，沐浴
皮膚保養	塗抹，敷蓋法
過度流汗	熱敷法，以植物性基礎霜稀釋
油性皮膚或頭髮	以植物性基礎霜稀釋

昆日亞／坤希草

Kunzea

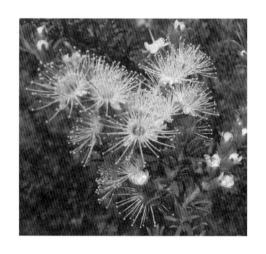

昆日亞精油具有獨特的化學成分，含高量的倍半萜烯化合物，溫和沒有刺激性。能幫助消炎、抗紅腫，對於風濕、關節炎、流行性感冒

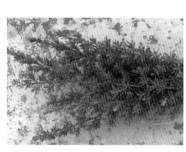

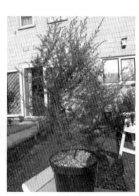

具有舒緩效果，更能釋放神經緊張及壓力。

＊ 中文名稱	▶	昆日亞／坤希草
＊ 英文名稱	▶	Kunzea
＊ 植物拉丁學名	▶	Kunzea ambigua
＊ 主要化學結構成分	▶	單萜烯、倍半萜烯、倍半萜醇、氧化物
＊ 植物萃取部位	▶	葉片
＊ 提煉方式	▶	蒸餾萃取法
＊ 主要原產國	▶	澳洲
＊ 芳香氣味	▶	清新木質味帶肉桂味
＊ 可混合的精油	▶	薰衣草、紅柑、檀香木、薄荷、橙花、香蜂草、松木

症狀	使用方法
» **肌肉骨骼系統** 　關節炎／風濕症疼痛 　肌肉疼痛	 按摩、熱敷 按摩、熱敷
流行性感冒	吸入法
神經緊張 壓力及焦慮	按摩、沐浴法、薰燈法 按摩、吸入法、薰燈法

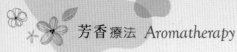
肉桂葉
Cinnamon Leaf

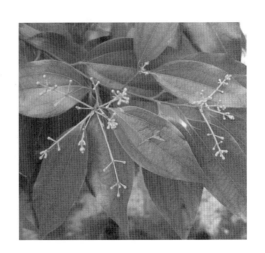

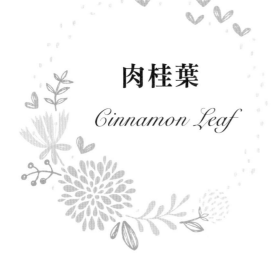

幾乎整個肉桂樹都可拿來萃取精油，但較常用的是以樹葉蒸餾的精油，因為它不會像樹皮所蒸餾的精油強烈。它是種強勁的抗菌劑，能幫助呼吸道減輕感冒症狀，對消化不良、肌肉痠痛有效，安撫沮喪的情緒絕佳。

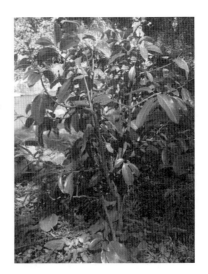

* 中文名稱	▶ 肉桂葉
* 英文名稱	▶ Cinnamon Leaf
* 植物拉丁學名	▶ Cinnamomum zeylanicum
* 主要化學結構成分	▶ 醇類、醛類、酚類、苦艾萜、苯甲酸酯
* 植物萃取部位	▶ 葉片
* 提煉方式	▶ 蒸餾萃取法
* 主要原產國	▶ 斯里蘭卡
* 芳香氣味	▶ 甜甜的香味
* 可混合的精油	▶ 絲柏、快樂鼠尾草、馬喬蓮、薑、薰衣草

症狀	使用方法
» **呼吸系統** 　感冒 　呼吸道感染	 吸入法 吸入法、胸部按摩
» **消化系統** 　消化不良 　胃痙攣 　腹瀉	 腹部按摩 按摩 按摩
» **肌肉骨骼** 　肌肉、關節疼痛	 按摩、熱敷
» **情緒** 　安撫、振奮情緒	 薰燈法

松木
Pine

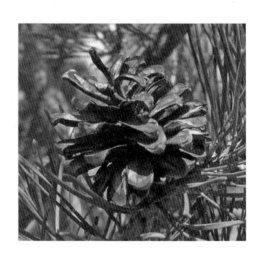

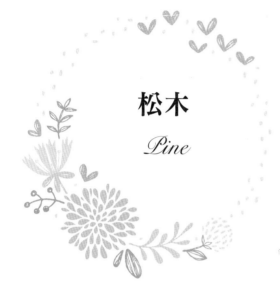

古埃及人及希臘人曾焚燒松樹用以淨化環境，更有治療肺病及呼吸道的記載。松木精油主要用於治療呼吸系統、肌肉疼痛和泌尿系統，利用吸入法可化痰、幫助氣喘和鼻塞，其溫暖乾燥的特性具有補氣作用。

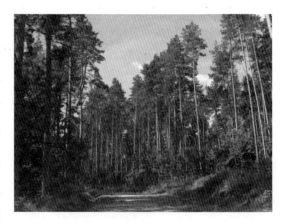

* 中文名稱	▶ 松木
* 英文名稱	▶ Pine
* 植物拉丁學名	▶ Pinus Sylvestris
* 主要化學結構成分	▶ 醇類、酮類
* 植物萃取部位	▶ 針葉
* 提煉方式	▶ 蒸餾萃取法
* 主要原產國	▶ 丹麥
* 芳香氣味	▶ 強烈乾燥香膠味似松節油香味
* 可混合的精油	▶ 快樂鼠尾草、尤加利、茶樹、薰衣草、迷迭香

症狀	使用方法
» **呼吸系統**	
感冒	吸入法、薰燈法
咳嗽	吸入法、薰燈法
慢性支氣管炎	吸入法、薰燈法
» **肌肉系統**	
肌肉痠痛	熱敷、按摩
風濕痛	熱敷、按摩
疲勞	熱敷、按摩
集中、振奮精神	薰燈法

薑草

Gingergrass

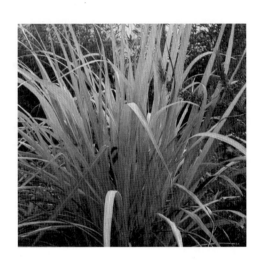

多用來幫助血液循環與改善血液流通，能夠舒緩關節僵硬；針對精神層面，可以提振情緒、減輕壓力並促進心情愉悅。

* 中文名稱	▶ 薑草
* 英文名稱	▶ Gingergrass
* 植物拉丁學名	▶ Cympopogan martini
* 植物萃取部位	▶ 葉（草）
* 提煉方式	▶ 蒸餾萃取法
* 芳香氣味	▶ 強烈青草氣味
* 可混合的精油	▶ 天竺葵、花梨木、檀香木、雪松

症狀	使用方法
改善血液循環	按摩、熱敷、沐浴法
關節僵硬	按摩、熱敷、沐浴法
調理情緒、減輕壓力	薰燈法、按摩法、沐浴法

檸檬香桃木

Lemon Myrtle

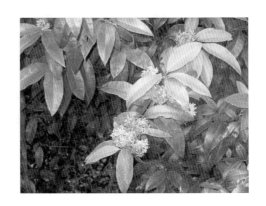

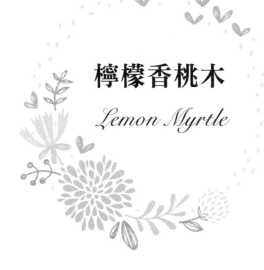

檸檬香桃木是目前市面上含醛最高的精油,檸檬醛比例高達 95%。其抗病毒抗菌效果極佳、能增強免疫力。

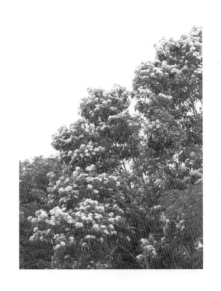

* 中文名稱	▶ 檸檬香桃木
* 英文名稱	▶ Lemon Myrtle
* 植物拉丁學名	▶ Backhousia citriodora
* 主要化學結構成分	▶ 醛類
* 植物萃取部位	▶ 葉片
* 提煉方式	▶ 蒸餾萃取法
* 主要原產國	▶ 澳洲
* 芳香氣味	▶ 檸檬香味

症狀	使用方法
» **抗菌、抗病毒** 　香港腳 　灰指甲 　支氣管炎	 足浴 足浴 按摩（胸背部）、薰燈法、泡澡
» **預防感冒** 　減輕咳嗽	吸入法 按摩（胸口）

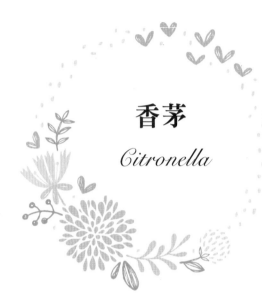

香茅

Citronella

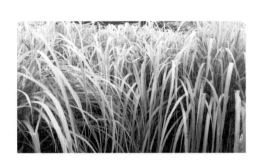

香茅具有提升免疫系統的功效，平衡心臟及神經系統，對消化系統與生殖系統也有類似益處，可用於疾病初癒時以恢復身心平衡。可做為室內噴霧劑來驅除蚊蟲，置於衣櫥和抽屜中，可保持衣物清新並有驅蟲作用。吸入法可預防感冒及任何感染；在情緒上可激勵提神，解除憂慮，其淨化的特性可減輕頭痛、偏頭痛及神經痛。

∗ 中文名稱	▶	香茅
∗ 英文名稱	▶	Citronella
∗ 植物拉丁學名	▶	Cymbopogon Winterianus
∗ 主要化學結構成分	▶	尨牛兒醇、香茅醛
∗ 植物萃取部位	▶	葉（草）
∗ 提煉方式	▶	蒸餾萃取法
∗ 主要原產國	▶	斯里蘭卡
∗ 芳香氣味	▶	清新略甜似檸檬氣味
∗ 可混合的精油	▶	佛手柑、苦橙葉、天竺葵、薰衣草、尤加利、橙花、薄荷、香水樹、快樂鼠尾草

症狀	使用方法
除臭、驅蟲	噴霧、薰燈法
預防流行性感冒	吸入法
提振情緒	薰燈法

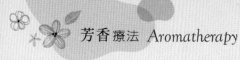

綠花白千層

Niaouli

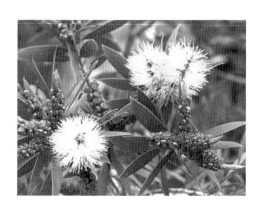

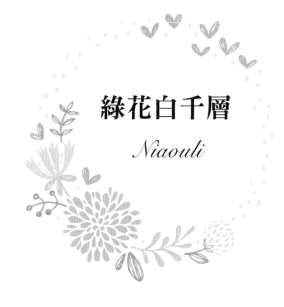

綠花白千層為桃金孃科中親膚性最佳的精油，有很好的防腐殺菌功效，對皮膚或黏膜感染特別有效。對於神經系統有良好調整作用，能集中精神、釋放和淨化思想困窘。

* 中文名稱	▶ 綠花白千層
* 英文名稱	▶ Niaouli
* 植物拉丁學名	▶ Melaleuca Viridiflora
* 主要化學結構成分	▶ 氧化物、單萜烯類、醇類
* 物萃取部位	▶ 葉／枝
* 提煉方式	▶ 蒸餾萃取法
* 主要原產國	▶ 澳洲
* 芳香氣味	▶ 強烈類似樟腦氣味
* 可混合的精油	▶ 茴香、杜松、薰衣草、檸檬、甜橙、薄荷、迷迭香、羅勒、尤加利、茶樹、麝香草

症狀	使用方法
呼吸道感染	薰燈法、吸入法、胸部按摩
輕微創傷或燒傷	清洗傷口、局部肌膚使用
激勵、注意力集中	薰燈法

羅文莎葉
Ravensara

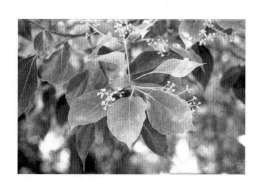

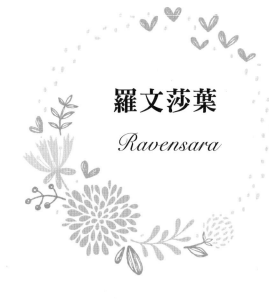

羅文莎葉外型很像樟樹，具抗病毒和刺激免疫系統的能力，有益於呼吸系統的特性，非常適合用於感冒和類感冒病毒感染。它也可以激勵情緒和精神，適合使用於過度疲倦、憂鬱及肌肉無力的症狀。

* 中文名稱	▶ 羅文莎葉
* 英文名稱	▶ Ravensara
* 植物拉丁學名	▶ Ravensara aromatica
* 主要化學結構成分	▶ 氧化物、單萜烯、酚類、單萜醇
* 植物萃取部位	▶ 葉片
* 提煉方式	▶ 蒸餾萃取法
* 主要原產國	▶ 馬達加斯加
* 芳香氣味	▶ 辛香氣味
* 可混合的精油	▶ 丁香、尤加利、薰衣草、迷迭香

症狀	使用方法
呼吸道問題	薰燈法、吸入法
減緩感冒症狀	吸入法
肩膀僵硬不適	泡澡、按摩
集中精神	薰燈法

6.3　木心

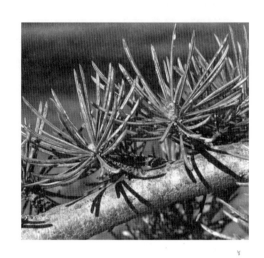

雪松
Cedarwood

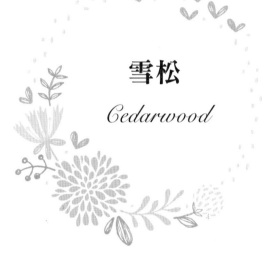

由於雪松具有平衡油脂腺分泌的功效，因此常用於皮膚及頭髮的保養。雪松的香氣具濃厚的木質味，與其他精油混合時，有強化香氣的效果。這樣的特性有助於創造獨特配方，包括各種最受歡迎的純精油，每一種精油均可以其植物名及萃取的植物部位來辨認。

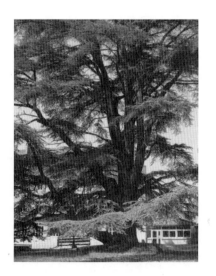

＊ 中文名稱	▶ 雪松
＊ 英文名稱	▶ Cedarwood
＊ 植物拉丁學名	▶ Cedrus atlantica
＊ 主要化學結構成分	▶ 倍半萜烯類、醇類、酮類
＊ 植物萃取部位	▶ 木心
＊ 提煉方式	▶ 蒸餾萃取法
＊ 主要原產國	▶ 非洲
＊ 芳香氣味	▶ 木質味
＊ 可混合的精油	▶ 佛手柑、乳香、杜松、茉莉、薰衣草、檸檬、刺蕊草、甜柑橘、迷迭香、香水樹

症狀	使用方法
神經緊張及壓力	按摩、沐浴、薰燈法
» **皮膚保養** 乾性皮膚 油性皮膚 油性頭皮屑	 按摩 與基礎霜混合後局部使用 基礎霜（頭皮按摩）
» **呼吸系統感染** 支氣管炎 黏膜炎 充血	 吸入法、薰燈法、胸部按摩 薰燈法、吸入法、胸部按摩 薰燈法、吸入法、胸部按摩

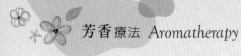

印度檀香木
Sandalwood, Indian

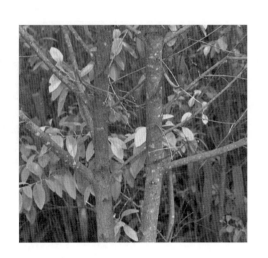

檀香精油因為香氣十分清淡，較不引人注意，容易使人忽略其真正的療效。檀香精油對減輕壓力的功效廣為人知，可使用沐浴法，薰燈法或按摩法。承受巨大壓力的人，可將檀香精油與基礎霜混合，作為身體滋養霜塗抹全身，便可逐漸舒緩壓力。

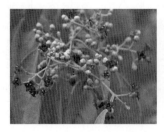

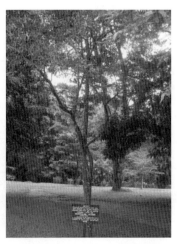

* 中文名稱	▶ 印度檀香木
* 英文名稱	▶ Sandalwood, Indian
* 植物拉丁學名	▶ Santalum album
* 主要化學結構成分	▶ 酯類、醇類、單萜烯類
* 植物萃取部位	▶ 木心
* 提煉方式	▶ 蒸餾萃取法
* 主要原產國	▶ 印度
* 芳香氣味	▶ 木質味
* 可混合的精油	▶ 紫蘇、安息香、黑胡椒、絲柏、乳香、天竺葵、茉莉、薰衣草、檸檬、沒藥、橙花、玫瑰草、玫瑰、巖蘭草、香水樹

症狀	使用方法
» **皮膚保養**	
乾性皮膚	按摩（局部）、熱敷
刮鬍紅腫	按摩
» **咳嗽**	
持續型乾性咳嗽	吸入法
長期性支氣管炎	吸入法
» **尿道感染**	
膀胱炎	按摩（下腹部）
» **情緒問題**	
抑鬱	按摩、沐浴
壓力	按摩、沐浴、薰燈法
神經緊張	按摩、沐浴、薰燈法
催情	按摩、沐浴

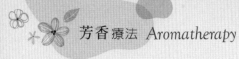
澳洲檀香木
Sandalwood, Australian

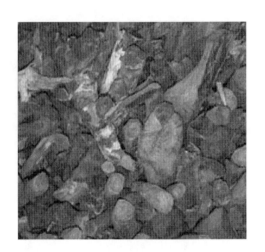

澳 洲檀香與印度檀香最大之不同為檀香醇的多寡。特性為消毒殺菌、抗炎、鎮定安撫等，其抗感染性更優於印度檀香，適合處理咳嗽、肌肉或皮膚發炎。

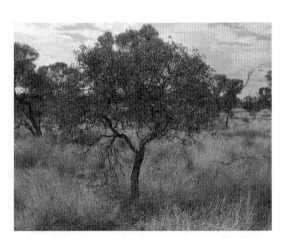

* 中文名稱	▶ 澳洲檀香木
* 英文名稱	▶ Sandalwood, Australian
* 植物拉丁學名	▶ Santalum spicatum
* 主要化學結構成分	▶ 酯類、醇類、單萜烯類
* 植物萃取部位	▶ 木心
* 提煉方式	▶ 蒸餾萃取法
* 主要原產國	▶ 澳洲
* 芳香氣味	▶ 木質味
* 可混合的精油	▶ 檸檬、橙花、乳香、沒藥、佛手柑

症狀	使用方法
壓力所引起的症狀	按摩、泡澡、敷蓋
乾燥和破裂肌膚	局部使用於具此症狀區域
抗細菌和抗真菌	局部使用於具此症狀區域

6.4 果皮

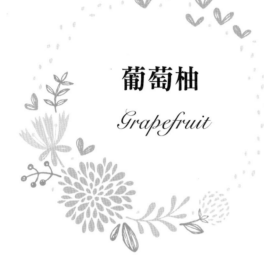

葡萄柚
Grapefruit

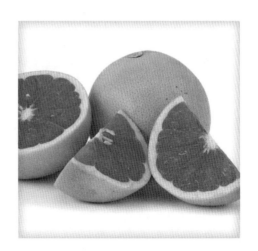

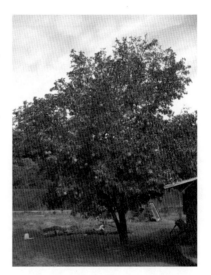

葡萄柚屬柑橘類，香味可愛清爽。精油是從葡萄柚果皮以冷壓法萃取的，其清新及振奮的特質，對許多情緒上的問題有轉移減輕的效果。

* 中文名稱	▶ 葡萄柚
* 英文名稱	▶ Grapefruit
* 植物拉丁學名	▶ Citrus paradisi
* 主要化學結構成分	▶ 單萜烯類
* 植物萃取部位	▶ 果皮
* 提煉方式	▶ 冷壓萃取法
* 主要原產國	▶ 澳洲
* 芳香氣味	▶ 柑橘味
* 可混合的精油	▶ 紫蘇、佛手柑、雪松、洋甘菊、香茅、乳香、天竺葵、茉莉、薰衣草、玫瑰草、玫瑰、花梨木、香水樹

症狀	使用方法
» **水腫現象** 　臀部及大腿脂肪囤積 　水腫	 按摩 按摩
» **情緒問題** 　神經疲勞 　壓力 　抑鬱	 薰燈法、按摩、沐浴 薰燈法、按摩、沐浴 薰燈法、按摩、沐浴
» **感染** 　感冒 　流行性感冒	 吸入法 吸入法
油性毛孔堵塞皮膚	基礎霜（局部）、敷蓋

檸檬

Lemon

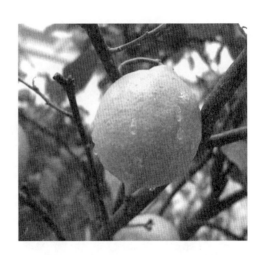

檸檬像其他柑橘類精油一樣,能混合不同的香氣,具有許多獨特的療效特質,尤其可振奮精神。檸檬精油可以與任何一種精油混合調配。

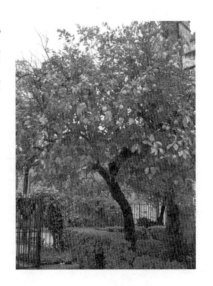

* 中文名稱	▶ 檸檬
* 英文名稱	▶ Lemon
* 植物拉丁學名	▶ Citrus limonum
* 主要化學結構成分	▶ 單萜烯類
* 植物萃取部位	▶ 果皮
* 提煉方式	▶ 冷壓萃取法
* 主要原產國	▶ 澳洲
* 芳香氣味	▶ 柑橘味
* 可混合的精油	▶ 佛手柑、乳香、薑、杜松、薰衣草、迷迭香、檀香、香水樹

症狀	使用方法
雞眼及繭	直接塗抹
油性皮膚	熱敷、按摩（與基礎霜混合）
循環不良	按摩、沐浴
靜脈曲張	熱敷、足部浸泡
» 感染 　喉嚨感染	按摩、薰燈法、吸入法
感冒	按摩、薰燈法、吸入法
流行性感冒	按摩、薰燈法、吸入法
免疫力不良	按摩、沐浴、吸入法、薰燈法
集中精神	薰燈法、吸入法（面紙）

· 塗抹檸檬精油的肌膚區域，避免直接曝曬於陽光下

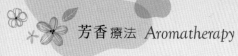

佛手柑
Bergamot

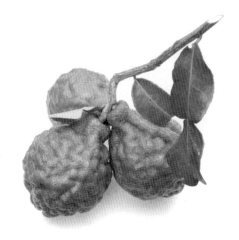

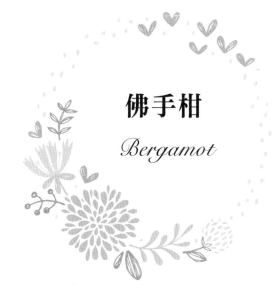

佛手柑果實溫和振奮的香氣常用於壓力及憂慮的舒解，而佛手柑精油本身的作用則常用於各種類型的感染。要充分運用佛手柑精油對於情緒調整功效，可與橙花或甜柑橘精油混合使 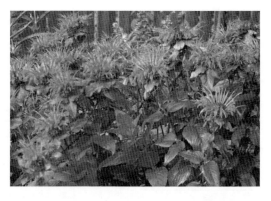 用。可供創造自己喜愛的獨特配方，包括各種最受歡迎的純精油，每一種精油均可以其植物名及萃取的植物部位來辨認。

＊ 中文名稱	▶ 佛手柑
＊ 英文名稱	▶ Bergamot
＊ 植物拉丁學名	▶ Citrus aurantium ssp bergamia
＊ 主要化學結構成分	▶ 酯類、單萜烯類
＊ 植物萃取部位	▶ 果皮
＊ 提煉方式	▶ 冷壓萃取法
＊ 主要原產國	▶ 義大利或非洲
＊ 芳香氣味	▶ 柑橘類氣味
＊ 可混合的精油	▶ 天竺葵、杜松、茉莉、薰衣草、檸檬、萊姆、刺蕊草、薄荷、甜柑橘、迷迭香、香梨木、香水樹

症狀	使用方法
憂鬱及與壓力有關之症狀	薰燈法、按摩
» **皮膚問題**	
面皰	直接塗抹
癤	直接塗抹
凍傷	直接塗抹
油性皮膚	與基礎霜混合局部使用
» **尿道感染**	
膀胱炎	下腹部順時鐘方向按摩
尿道炎	下腹部順時鐘方向按摩

・塗抹佛手柑精油的肌膚區域，避免直接曝曬於陽光下

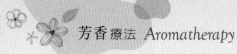
萊姆

Lime

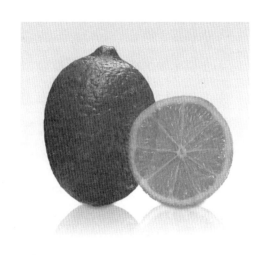

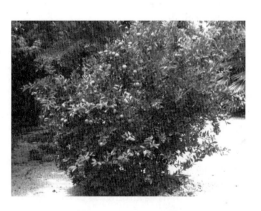

萊姆精油有兩種提煉方式，果實使用蒸餾法，果皮使用冷壓法。以蒸餾法提煉的精油較為常用，此精油散發強烈且充滿甜蜜活力的柑橘味。萊姆和檸檬的特質相似，與許多精油配方混合時有強化作用。和其他柑橘類精油不同的是，蒸餾萊姆精油不具感光性，因此日曬後不會使皮膚變黑。

* 中文名稱	▶	萊姆
* 英文名稱	▶	Lime
* 植物拉丁學名	▶	Citrus aurantifolia
* 主要化學結構成分	▶	單萜烯類
* 植物萃取部位	▶	果皮
* 提煉方式	▶	蒸餾萃取法
* 主要原產國	▶	西印度群島
* 芳香氣味	▶	柑橘味
* 可混合的精油	▶	佛手柑、雪松、天竺葵、薰衣草、檸檬、甜柑橘、玫瑰草、迷迭香、香水樹

症狀	使用方法
» **感染** 喉嚨疼痛 嘴潰瘍	 漱口 漱口
感冒 流行性感冒	吸入法 吸入法
» **皮膚保養** 油性皮膚充血現象	 與無脂性基礎霜稀釋使用
» **情緒問題** 疲憊 腦部疲勞 無精打采	 薰燈法、沐浴法、按摩、吸入法（面紙） 薰燈法、沐浴法、按摩、吸入法（面紙） 薰燈法、沐浴法、按摩、吸入法（面紙）
清新室內	噴霧

桔子
Mandarin

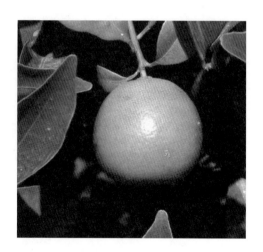

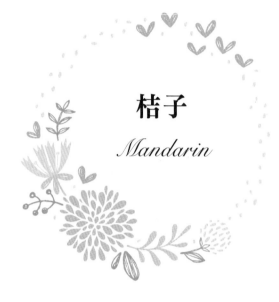

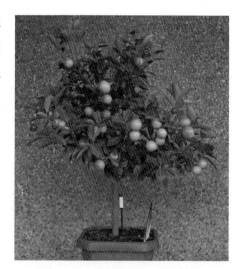

桔子＝橘子，桔子精油具酸酸香甜的味道，更有淡淡花香，為柑橘屬植物中最為酸甜清香的品種。其主要功能為治療腸胃問題，而溫和的特性不論是嬰幼兒、孕婦、老人都適用。

* 中文名稱	▶ 桔子
* 英文名稱	▶ Mandarin
* 植物拉丁學名	▶ Citrus Madurensis
* 主要化學結構成分	▶ 單萜烯類
* 植物萃取部位	▶ 果皮
* 提煉方式	▶ 冷壓萃取法
* 主要原產國	▶ 澳洲
* 芳香氣味	▶ 柑橘味
* 可混合的精油	▶ 羅勒、洋甘菊、佛手柑、天竺葵、檸檬、薰衣草、橙花、馬喬蓮

症狀	使用方法
神經疲勞	按摩、泡澡、薰蒸
壓力	按摩、泡澡、薰蒸
油性毛孔阻塞皮膚	局部使用於具此症狀區域
空氣清淨	噴霧或噴霧器

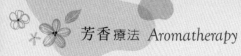
甜柑橘
Sweet Orange

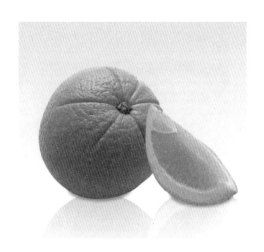

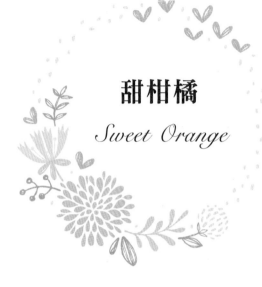

甜柑橘精油氣味清淡愉悅，對情緒方面的調理特別有效，常被用來加強各種精油混合配方。其香味具有一種獨特的特質，可使調配不同精油時，精油能彼此更充分的混合。

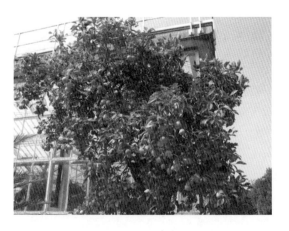

* 中文名稱	▶ 甜柑橘
* 英文名稱	▶ Sweet Orange
* 植物拉丁學名	▶ Citrus sinensis
* 主要化學結構成分	▶ 單萜烯類
* 植物萃取部位	▶ 果皮
* 提煉方式	▶ 冷壓萃取法
* 主要原產國	▶ 美國
* 芳香氣味	▶ 柑橘味
* 可混合的精油	▶ 佛手柑、乳香、天竺葵、茉莉、杜松、薰衣草、花梨木、檀香、香水樹

症狀	使用方法
嘴潰瘍	漱口
» **皮膚問題** 晦暗皮膚 油性皮膚	 按摩、基礎霜（局部） 按摩、基礎霜（局部）
抑鬱 放鬆	薰燈法、沐浴法、按摩 薰燈法、沐浴法、按摩
便祕	按摩

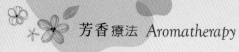
紅柑
Tangerine

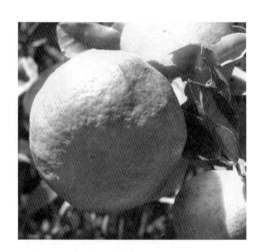

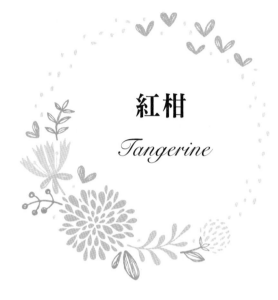

紅柑樹生長於美洲，與桔樹非常類似，但氣味稍微強些，作用與甜柑橘類似。紅柑精油頗受小孩喜歡，因此，當小孩過度疲累時，紅柑精油有鬆弛的作用。用於沐浴法時，最好先使用水溶劑稀釋後，再加入洗澡水中。用薰燈法幫助孩童入眠時，可於孩童睡前一小時前使用，先使房間充滿香味，等孩童睡著後需將蠟燭熄滅。

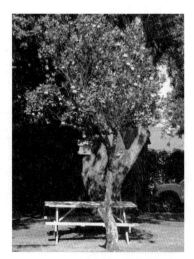

＊ 中文名稱	▶	紅柑
＊ 英文名稱	▶	Tangerine
＊ 植物拉丁學名	▶	Citrus reticulata
＊ 主要化學結構成分	▶	醇類、醛類
＊ 植物萃取部位	▶	果皮
＊ 提煉方式	▶	冷壓萃取法
＊ 主要原產國	▶	中國
＊ 芳香氣味	▶	橘子香、淡淡花香
＊ 可混合的精油	▶	紫蘇、佛手柑、洋甘菊、快樂鼠尾草、乳香、天竺葵、葡萄柚、薰衣草、檸檬、萊姆、橙花、甜橙、玫瑰

症狀	使用方法
» 皮膚保養	
拉痕	按摩、沐浴法，熱敷
油性皮膚	按摩、熱敷、基礎霜（局部）
» 消化問題	
打嗝	按摩
促進消化	按摩
» 兒童	
不安好動	沐浴法、薰燈法、按摩
過動	沐浴法、薰燈法
失眠	沐浴法、薰燈法
神經緊張	沐浴法、薰燈法、按摩

6.5 根莖

生薑
Ginger

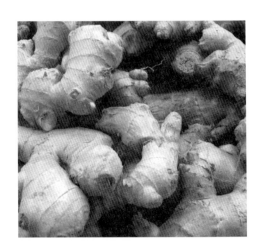

薑具有發熱的特質，對於需要發熱調理的症狀十分有效，如促進血液循環或減輕疼痛。其辛辣的氣味與柑橘類精油混合，可有效舒緩噁心的症狀及安定情緒。

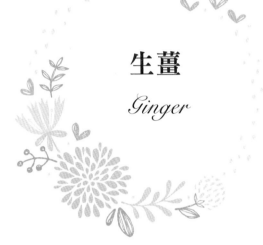

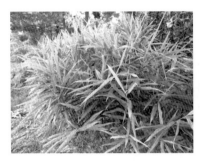

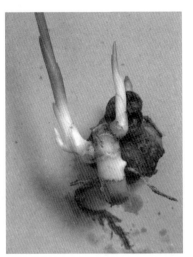

* 中文名稱	▶ 生薑
* 英文名稱	▶ Ginger
* 植物拉丁學名	▶ Zingiber officinale
* 主要化學結構成分	▶ 單萜烯類、倍半萜烯類
* 植物萃取部位	▶ 地下莖（根）
* 提煉方式	▶ 蒸餾萃取法
* 主要原產國	▶ 印度
* 芳香氣味	▶ 藥草味
* 可混合的精油	▶ 雪松、乳香、天竺葵、檸檬、萊姆、甜柑橘、迷迭香、薄荷

症狀	使用方法
肌肉痠痛	熱敷、按摩
» **關節疼痛** 風濕 關節炎	 熱敷、按摩（和杜松一起用） 熱敷、按摩（和杜松一起用）
» **循環不良** 四肢冰冷	 按摩、沐浴、熱敷
» **消化問題** 腸胃脹氣 腹瀉 腹絞痛 胃痙攣	 按摩、熱敷 按摩、熱敷 按摩、熱敷 按摩、熱敷
旅途不適或嘔吐感 精神疲勞	吸入法（面紙）、按摩 按摩、沐浴法

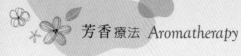
巖蘭草／培地草

Vetiver

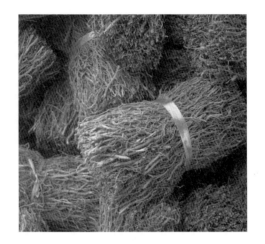

巖蘭草具有強烈略帶土質性的氣味,屬於安定性的精油,尤其對於受嚴重壓力或有憂慮症的人特別有安撫情緒的功效。使用時最好與其他精油混合,尤其是柑橘類精油,香味更宜人。在不同的參考典籍中均被列為典型的安定劑,不論對生理或心理都適合。

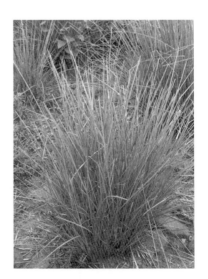

* 中文名稱	▶ 巖蘭草／培地草
* 英文名稱	▶ Vetiver
* 植物拉丁學名	▶ Vetiveria zizanoides
* 主要化學結構成分	▶ 醇類、酮類
* 植物萃取部位	▶ 根
* 提煉方式	▶ 蒸餾萃取法
* 主要原產國	▶ 中國
* 芳香氣味	▶ 木質、清淡、泥土氣味
* 可混合的精油	▶ 安息香、乳香、白松香、天竺葵、葡萄柚、茉莉、薰衣草、刺蕊草、玫瑰、花梨木、檀香、紫羅蘭、香水樹

症狀	使用方法
» **情緒問題**	
神經緊張	按摩、薰燈法、沐浴法
抑鬱	按摩、薰燈法、沐浴法
壓力	按摩、薰燈法、沐浴法
憂慮	按摩、薰燈法、沐浴法
易怒	面紙吸入、按摩
情緒激動	面紙吸入、按摩
» **皮膚保養**	
乾性缺水皮膚	按摩油或按摩霜、敷蓋
不適皮膚	按摩霜、敷蓋

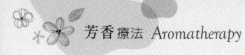

6.6 果實

黑胡椒
Black Pepper

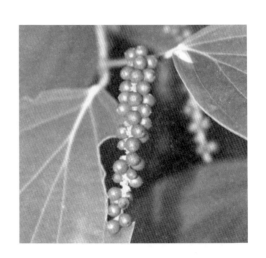

黑 胡椒具辛辣的氣味,並擁有各種不同的療效,可與各種精油作混合。長久以來常被人類使用,尤其在東方文化中,數千年來被用在醫療及烹調上。

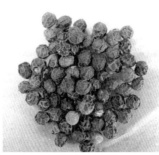

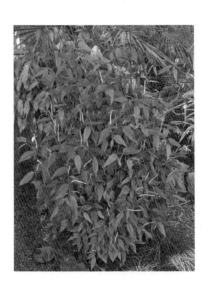

* 中文名稱	▶ 黑胡椒
* 英文名稱	▶ Black Pepper
* 植物拉丁學名	▶ Piper nigrum
* 主要化學結構成分	▶ 單萜烯類、倍半萜烯類
* 植物萃取部位	▶ 乾燥果實（乾胡椒）
* 提煉方式	▶ 蒸餾萃取法
* 主要原產國	▶ 印度
* 芳香氣味	▶ 辛辣味
* 可混合的精油	▶ 紫蘇、佛手柑、絲柏、乳香、天竺葵、葡萄柚、檸檬、玫瑰草、迷迭香、檀香、香水樹

症狀	使用方法
» **痠痛** 　肌肉緊繃 　四肢疲勞痠痛 　風濕疼痛	 熱敷、按摩、沐浴法 熱敷、按摩、沐浴法 熱敷、與基礎霜混合
四肢冰冷	足部浸泡、按摩（按摩油或按摩霜）
» **皮膚保養** 　膿疱	 以清淡型基礎霜稀釋後做足部浸泡
» **情緒問題** 　提神 　使感覺溫暖	 薰燈法、沐浴法 薰燈法、沐浴法

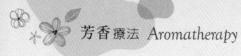
杜松

Juniper

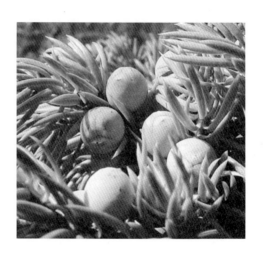

杜松具去毒的作用，氣味強烈，帶藥味。可處理身體內的水分，將因痛風及某些類型的風濕和關節炎所引起之毒素排出體外。

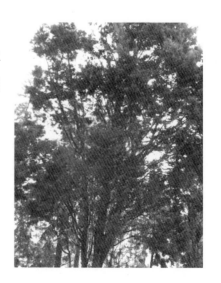

∗ 中文名稱	▶	杜松
∗ 英文名稱	▶	Juniper
∗ 植物拉丁學名	▶	Juniperus communis
∗ 主要化學結構成分	▶	單萜烯類
∗ 植物萃取部位	▶	莓果
∗ 提煉方式	▶	蒸餾萃取法
∗ 主要原產國	▶	南斯拉夫
∗ 芳香氣味	▶	清新氣味
∗ 可混合的精油	▶	佛手柑、乳香、天竺葵、薰衣草、甜柑橙、檸檬草、檸檬、萊姆、迷迭香、檀香

症狀	使用方法
風濕及關節炎	按摩、熱敷
痛風	熱敷
尿道感染	灌洗法、臀浴
水腫現象	按摩、熱敷

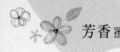
山雞椒
May Chang

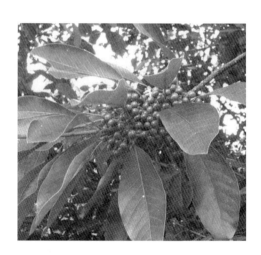

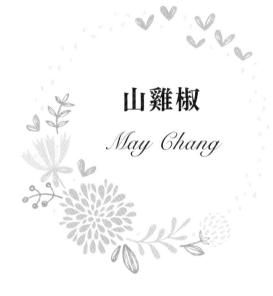

來自中國且產量稀少，散發甜檸檬香味，非常適合用於薰燈法營造清爽宜人的氣氛。其氣味和特質與檸檬草相似，但較不那麼強烈。

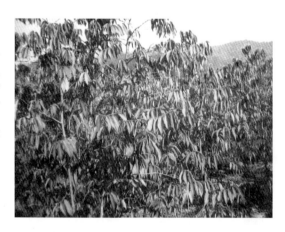

* 中文名稱	▶ 山雞椒
* 英文名稱	▶ May Chang
* 植物拉丁學名	▶ Litsea cubeba
* 主要化學結構成分	▶ 乙醛、單萜烯類
* 植物萃取部位	▶ 莓果和葉片
* 提煉方式	▶ 蒸餾萃取法
* 主要原產國	▶ 中國
* 芳香氣味	▶ 柑橘味

症狀	使用方法
油性皮膚	與基礎霜混合使用於熱敷法（局部）
» 消化問題	
腸胃脹氣	以順時鐘方向做胃部按摩、熱敷法
消化不良	以順時鐘方向做胃部按摩、熱敷法
腹絞痛	以順時鐘方向做胃部按摩、熱敷法
消化不適	以順時鐘方向做胃部按摩、熱敷法
精神疲勞	薰燈法、吸入法（面紙）
時差	吸入法（面紙）、薰燈法
醒腦	吸入法（面紙）、薰燈法
強身	按摩

6.7　樹脂

乳香

Frankincense

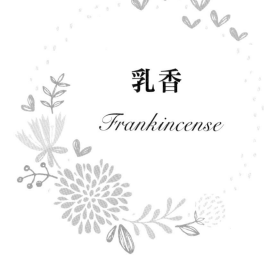

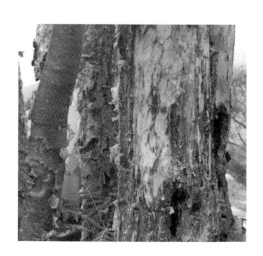

乳香是一種十分靈性的精油，具有高尚的香氣。可惜的是，乳香的產量很有限，使得乳香精油較其他精油昂貴。然而，因其保存時間可長達 10 年之久，若每次少量的使用，仍是非常值得的投資。

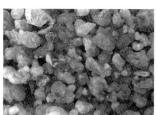

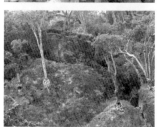

* 中文名稱	▶ 乳香
* 英文名稱	▶ Frankincense
* 植物拉丁學名	▶ Boswellia carteri
* 主要化學結構成分	▶ 酯類、醇類、單萜烯類
* 植物萃取部位	▶ 樹脂或樹膠
* 提煉方式	▶ 蒸餾萃取法
* 主要原產國	▶ 非洲或中東，法國提煉
* 芳香氣味	▶ 樹脂味
* 可混合的精油	▶ 佛手柑、天竺葵、茉莉、薰衣草、檸檬、印度薄荷、柳橙、花梨木、香水樹

症狀	使用方法
» **皮膚保養**	
成熟皮膚	按摩
乾性皮膚	按摩
疤痕或皺紋	按摩
壓力	按摩、薰燈法
» **呼吸系統問題**	
支氣管炎	薰燈法、胸部按摩
氣喘	薰燈法、胸部按摩
黏膜炎	薰燈法、吸入法、胸部按摩
» **泌尿生殖器官感染**	
膀胱炎	下腹部按摩
» **心靈**	
打坐	薰燈法
保持自我的空間	薰燈法、精油一滴直接塗抹於身上
過動	沐浴、按摩
焦慮	薰燈法、吸入法（面紙）

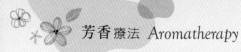
沒藥
Myrrh

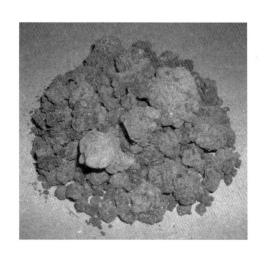

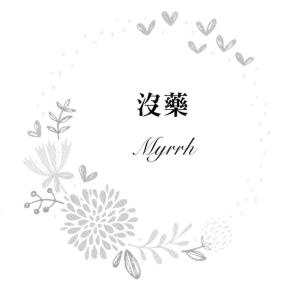

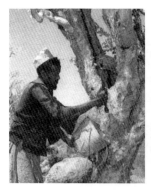

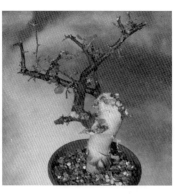

沒藥對於生理方面具有豐富的醫療價值，其氣味的特質則較少被使用。根據考據，早在數千年前古埃及便使用沒藥作為保存木乃伊的防腐香料。在中國醫學中則長久以來被用來治療關節炎及痛經等。

* 中文名稱	▶ 沒藥
* 英文名稱	▶ Myrrh
* 植物拉丁學名	▶ Commiphora molmol
* 主要化學結構成分	▶ 酮類、醇類、單萜烯類、倍半萜烯類
* 植物萃取部位	▶ 樹脂或樹膠
* 提煉方式	▶ 蒸餾萃取法
* 主要原產國	▶ 非洲或中東，澳洲提煉
* 芳香氣味	▶ 樹脂味
* 可混合的精油	▶ 安息香、丁香、乳香、白松香、薰衣草、刺蕊草、檀香

症狀	使用方法
香港腳	基礎霜（局部）
乾性皸裂的皮膚	按摩（局部）
成熟皮膚	按摩
傷口	直接塗抹或調基礎乳液（局部）
» **口部問題**	
嘴潰瘍	漱口
牙齦問題	漱口
牙齦發炎	漱口
喉嚨疼痛	漱口
口瘡	與茶樹精油混合後清洗口部
» **呼吸系統感染**	
胸部感染	吸入法
咳嗽、感冒	吸入法
生殖器官瘡	與茶樹精油混合後使用於淋浴
情感挫折	按摩、吸入法（面紙）

6.8 花頂與葉片

羅勒／九層塔
Basil

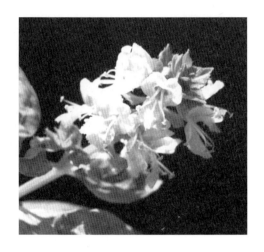

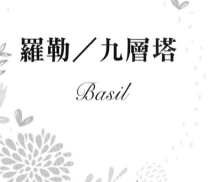

傳統上，羅勒是食物烹調常用的調味香料，可能是由於羅勒所含的精油可幫助調理消化不良的症狀及殺菌作用，可預防食物腐敗。羅勒散發的強烈香氣表示其精油含有強化的作用，對情緒及循環系統均有助益。

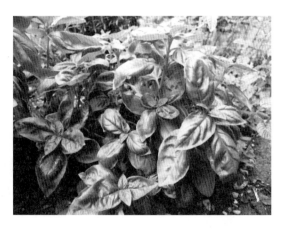

* 中文名稱	▶ 羅勒／九層塔
* 英文名稱	▶ Basil
* 植物拉丁學名	▶ Ocimum basilicum
* 主要化學結構成分	▶ 沉香醇化學成分、醇類、酚類、單萜烯類
* 植物萃取部位	▶ 花頂、葉片
* 提煉方式	▶ 蒸餾萃取法
* 主要原產國	▶ 法國
* 芳香氣味	▶ 藥草味
* 可混合的精油	▶ 天竺葵、薰衣草、佛手柑、黑胡椒、快樂鼠尾草、牛溪草、馬喬蓮、香蜂草、橙花、檀香

症狀	使用方法
消化不良	按摩
腸胃脹氣	腹部按摩（以順時鐘方向）
» **振奮心靈**	
醒腦	吸入法、薰燈法、頸後熱敷法
舒緩心理疲乏	吸入法、薰燈法、頸後熱敷法
使思考清晰	吸入法、薰燈法、頸後熱敷法
強化內在	薰燈法、按摩
肌肉疼痛及痠痛	按摩、熱敷
» **呼吸系統感染**	
支氣管炎	吸入法
胸部引起之咳嗽	吸入法
感冒引起之痠疼	直接塗抹

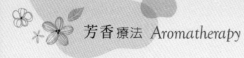
快樂鼠尾草
Clary Sage

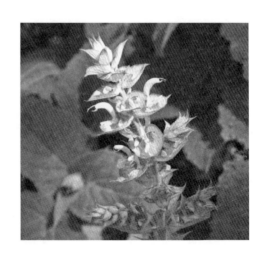

快樂鼠尾草是一種令人十分愉悅的精油。可使人愈加樂觀、快樂,因此常用於幫助有 PMS 的患者,或面臨輕微生活危機的人。此外,它也具有某些強有力的物理作用的特質。

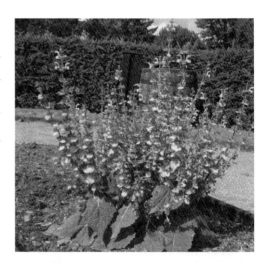

* 中文名稱	▶ 快樂鼠尾草
* 英文名稱	▶ Clary Sage
* 植物拉丁學名	▶ Salvia sclarea
* 主要化學結構成分	▶ 酯類、醇類
* 植物萃取部位	▶ 花頂、葉片
* 提煉方式	▶ 蒸餾萃取法
* 主要原產國	▶ 保加利亞
* 芳香氣味	▶ 藥草味
* 可混合的精油	▶ 月桂、佛手柑、天竺葵、薑、薰衣草、香蜂草、綠花白千層、橙、迷迭香

症狀	使用方法
壓力或緊張	按摩、薰燈法、沐浴
肌肉疼痛	熱敷、按摩
抗痙攣	熱敷、按摩
氣喘	按摩、吸乾
胃痙攣	熱敷、胃部做順時鐘方向按摩
痛經	按摩、熱敷

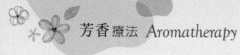
馬喬蓮／馬鬱蘭

Marjoram

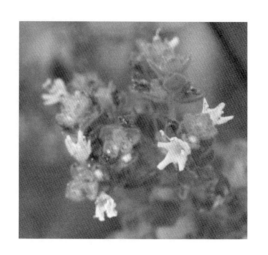

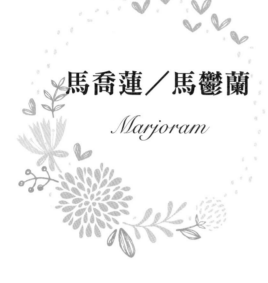

馬 喬蓮精油有強烈的鬆弛特質，低血壓患者使用時應小心。白天使用時亦需留意，因有些人對馬喬蓮精油特別敏感，使用後可能變得沉靜達 24 小時之久。

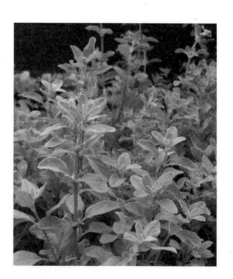

＊ 中文名稱	▶	馬喬蓮／馬鬱蘭
＊ 英文名稱	▶	Marjoram
＊ 植物拉丁學名	▶	Origanum majorana
＊ 主要化學結構成分	▶	單萜烯類、醇類、酯類
＊ 植物萃取部位	▶	花頂、葉片
＊ 提煉方式	▶	蒸餾萃取法
＊ 主要原產國	▶	埃及
＊ 芳香氣味	▶	藥草味
＊ 可混合的精油	▶	佛手柑、雪松、洋甘菊、絲柏、薰衣草、桔、橙、肉荳蔻、迷迭香、花梨木、香水樹

症狀	使用方法
肌肉痠痛	按摩、熱敷、沐浴
壓力	按摩、沐浴、薰燈法
偏頭痛	冷敷（頸後）
PMS	按摩、熱敷
失眠	按摩、沐浴、薰燈法、熱敷

迷迭香
Rosemary

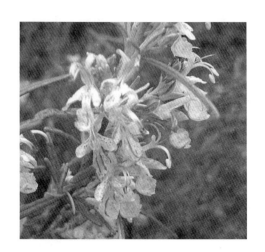

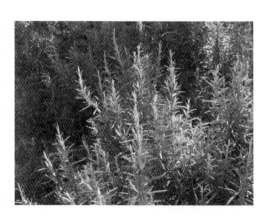

由 於其醉人的香氣，迷迭香精油成為學生的最佳夥伴，因其強烈的氣味可幫助頭腦保持清晰專注力，尤其是在長時間閱讀之後及考試時。迷迭香的嫩枝具有殺菌功能，因此在戰時被用於醫院中。迷迭香精油能有效促進循環，且常被用來按摩肌肉。

* 中文名稱	▶ 迷迭香
* 英文名稱	▶ Rosemary
* 植物拉丁學名	▶ Rosmarinus officinalis
* 主要化學結構成分	▶ 桉樹腦氧化物化學成分、單萜烯類、酮類
* 植物萃取部位	▶ 花頂、葉片
* 提煉方式	▶ 蒸餾萃取法
* 主要原產國	▶ 突尼西亞
* 芳香氣味	▶ 藥草、清新氣味
* 可混合的精油	▶ 佛手柑、雪松、乳香、天竺葵、薑、薰衣草、檸檬、檸檬草、萊姆、甜柑橘、薄荷

症狀	使用方法
肌肉疲勞緊繃	按摩、沐浴、熱敷
風濕	按摩、熱敷
痛風	按摩、熱敷
» **呼吸系統問題**	
感冒	吸入法
鼻竇炎	吸入法
氣喘	按摩
刺激中樞神經系統	吸入法
促進循環	按摩、熱敷
掉髮	頭皮按摩刺激頭部血液循環
無精打采	按摩
醒腦（集中精神）	吸入法（面紙）、薰燈法

麝香草／百里香
Thyme

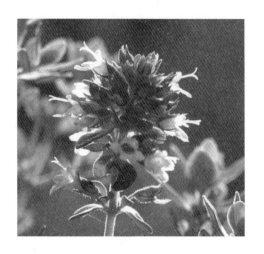

麝香草因其抗感染的特質而著名，不論是使用薰燈法、熱敷法或混合基礎霜直接塗抹均有很大的效果。

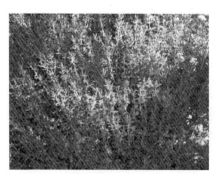 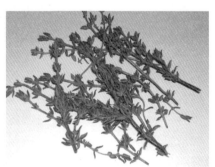

* 中文名稱	▶ 麝香草／百里香
* 英文名稱	▶ Thyme
* 植物拉丁學名	▶ Thymus vulgaris
* 主要化學結構成分	▶ 沉香醇化學成分、酚類、單萜烯類
* 植物萃取部位	▶ 花頂、葉片
* 提煉方式	▶ 蒸餾萃取法
* 主要原產國	▶ 西班牙
* 芳香氣味	▶ 藥草氣味
* 可混合的精油	▶ 佛手柑、雪松、洋甘菊、杜松、檸檬、綠花白千層、桔、香蜂草、迷迭香、茶樹

症狀	使用方法
» **調理情緒**	
幫助集中精神	薰燈法、按摩法
振奮低落的情緒	薰燈法、按摩法、沐浴法
» **呼吸系統**	
黏膜炎	吸入法、薰燈法
支氣管炎	吸入法、薰燈法
咽喉炎	吸入法、薰燈法（局部）
鼻竇炎	吸入法、薰燈法
喉嚨痛	吸入法、嗽口
咳嗽	吸入法、薰燈法
氣喘	吸入法、薰燈法
» **消化問題**	
腸胃脹氣	腹部按摩
消化不良	胃部按摩
循環問題	按摩、熱敷
痛風	混合植物性基礎霜稀釋
風濕	熱敷法（局部）

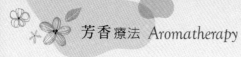

薫衣草
Lavender

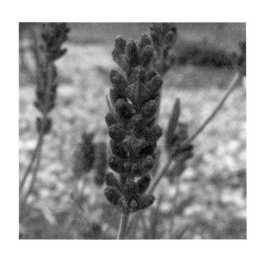

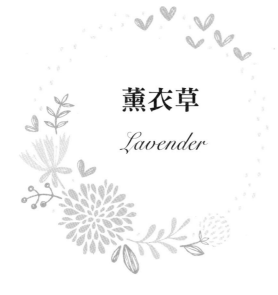

薫衣草用途十分的多，好比大自然自身的醫療寶庫。用於調理情緒時，其香氣基本上適合各種年齡的人。在生理層面，薫衣草精油的特質從治療燙傷到減輕頭痛，用途十分廣泛。

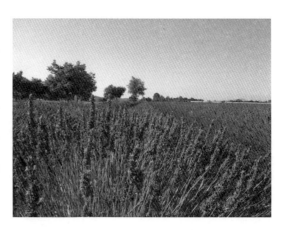

* 中文名稱	▶	薰衣草
* 英文名稱	▶	Lavender
* 植物拉丁學名	▶	Lavandula angustifolia
* 主要化學結構成分	▶	醇類、酯類、氧化物
* 植物萃取部位	▶	花頂、葉片
* 提煉方式	▶	蒸餾萃取法
* 主要原產國	▶	法國
* 芳香氣味	▶	花香味
* 可混合的精油	▶	佛手柑、天竺葵、茉莉、甜柑橘、檸檬、玫瑰草、刺蕊草、花梨木、香水樹

症狀	使用方法
燙傷	直接塗抹（局部）
曬傷	基礎霜（表皮）
蚊蟲叮、咬傷	直接塗抹（局部）
頭痛或偏頭痛	冷敷
面皰	直接塗抹、按摩（與基礎霜混合）
肌肉疼痛	熱敷法、按摩法
» **情緒問題**	
情緒低落	薰燈法、沐浴法、按摩法
神經緊張	薰燈法、沐浴法、按摩法
情緒激動	薰燈法、沐浴法、按摩法
失眠	沐浴法、按摩法
» **兒童**	
過動	沐浴法、按摩法
不安	沐浴法、按摩法
» **皮膚問題**	
皮膚癢的症狀	按摩法、基礎霜（局部）

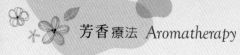
香蜂草

Melissa

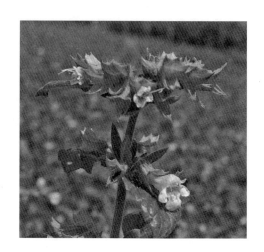

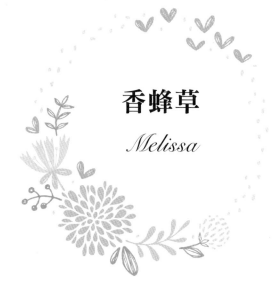

香蜂草為十分聞名的藥草，自古曾被稱為「生命的甘泉」、「生活中的萬靈藥」。對於腸胃消化不良、不規律經期、呼吸系統都具有療效，也常當作治療過敏的精油之一。整株植物含油量少，因此價格非常昂貴。

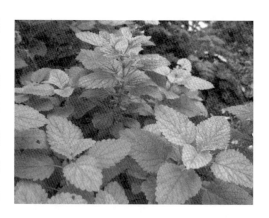

* 中文名稱	▶ 香蜂草
* 英文名稱	▶ Melissa
* 植物拉丁學名	▶ Melissa officinalis
* 主要化學結構成分	▶ 醛、倍半萜烯、單萜醇、倍半萜醇
* 植物萃取部位	▶ 花頂、葉片
* 提煉方式	▶ 蒸餾萃取法
* 主要原產國	▶ 法國
* 芳香氣味	▶ 檸檬味帶有花香
* 可混合的精油	▶ 香水樹、玫瑰、橙花、茉莉、羅勒、迷迭香、檸檬、薰衣草

症狀	使用方法
» **調理情緒** 撫慰失落感	薰燈法
» **呼吸系統** 氣喘 支氣管炎	吸入法、薰燈法 吸入法、薰燈法
» **呼吸系統** 不規律月經週期	按摩、熱敷
» **消化問題** 消化不良	胃部按摩

6.9 種子

茴香
Fennel-Sweet

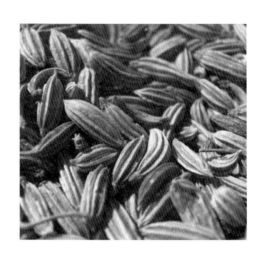

茴香香氣與八角子雷同，清新且甜美。經常用來增加母親哺乳時的奶水量，使用此天然方法，既有效又安全。

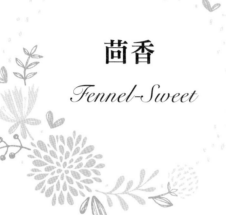

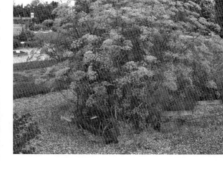

* 中文名稱	▶ 茴香
* 英文名稱	▶ Fennel-Sweet
* 植物拉丁學名	▶ Foeniculum vulgare
* 主要化學結構成分	▶ 單萜烯、單萜烯醇、酮類、酚醚、氧化物
* 植物萃取部位	▶ 種子
* 提煉方式	▶ 蒸餾萃取法
* 主要原產國	▶ 地中海
* 芳香氣味	▶ 溫暖香辛料味
* 可混合的精油	▶ 紫蘇、天竺葵、薰衣草、檸檬、玫瑰、迷迭香、檀香

症狀	使用方法
出奶不足	按摩、熱敷
» **排氣**	
腹絞痛	腹部做順時鐘方向按摩
消化不良	胃部做順時鐘方向按摩
腸胃脹氣	胃部做順時鐘方向按摩
消化不適	胃部做順時鐘方向按摩
便祕	腹部做順時鐘方向按摩
» **利尿**	
臀部及大腿脂肪囤積	按摩、沐浴
調理月經週期	按摩

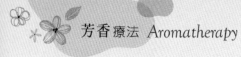

肉荳蔻

Nutmeg

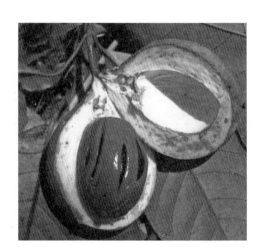

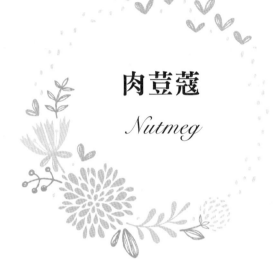

肉荳蔻具有溫暖特性，止痛力佳，可用於風濕症、肩頸痠痛等症狀。對於女性而言，具有滋補子宮的效果，可用於助產、安眠等。

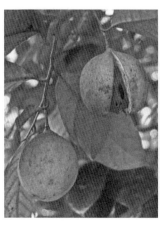

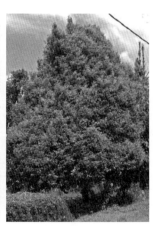

* 中文名稱	▶ 肉荳蔻
* 英文名稱	▶ Nutmeg
* 植物拉丁學名	▶ Myristica fragrans
* 主要化學結構成分	▶ 單萜烯、單萜醇、醚、氧化物
* 植物萃取部位	▶ 種子
* 提煉方式	▶ 蒸餾萃取法
* 主要原產國	▶ 印尼
* 芳香氣味	▶ 溫暖強烈香料味，帶有麝香氣息
* 可混合的精油	▶ 香蜂草、香水樹、肉桂、橘子、丁香、迷迭香

症狀	使用方法
消化系統症狀	下腹部按摩、熱敷
抗痙攣	熱敷、按摩
風濕痛	熱敷、按摩
激勵	薰燈法、泡澡

6.10 樹皮

樺木
Birch Sweet

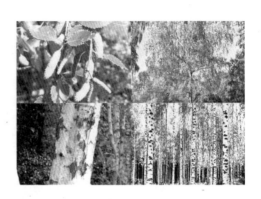

樺木能幫助各類肌肉疼痛、風濕症和關節炎，減輕疼痛症狀。亦可排除體內毒素，減輕水腫，是減緩疼痛及抑制發炎的最佳精油。

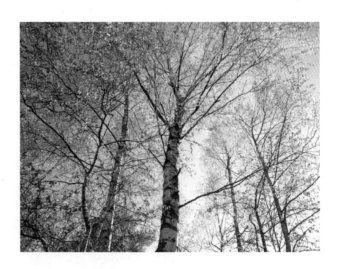

* 中文名稱	▶ 樺木
* 英文名稱	▶ Birch Sweet
* 植物拉丁學名	▶ Betula Lenta
* 主要化學結構成分	▶ 水楊酸甲酯
* 植物萃取部位	▶ 樹皮
* 提煉方式	▶ 蒸餾萃取
* 主要原產國	▶ 美國
* 芳香氣味	▶ 甜、辣似薄荷的氣味
* 可混合的精油	▶ 安息香、茉莉、檀香木、迷迭香

症狀	使用方法
肌肉疼痛、關節炎	按摩
消除水腫	按摩

肉桂皮

Cinnamon Bark

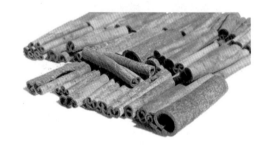

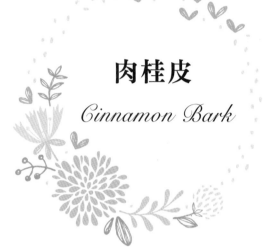

具抗菌、抗感染,能提升免疫系統並活化免疫細胞的功能。可促進血液循環,避免流行性感冒,亦能舒緩肌肉關節痛。肉桂皮精油易使皮膚敏感,用量必須非常低量,以吸入法或薰香法為佳。孕婦不宜使用。

* 中文名稱	▶ 肉桂皮
* 英文名稱	▶ Cinnamon Bark
* 植物拉丁學名	▶ Cinnamomum zeylanicum
* 主要化學結構成分	▶ 肉桂醛、丁香酚、肉桂酯
* 植物萃取部位	▶ 樹皮
* 提煉方式	▶ 蒸餾萃取
* 主要原產國	▶ 澳洲
* 芳香氣味	▶ 香料味
* 可混合的精油	▶ 乳香、薰衣草、雪松、安息香、香水樹、絲柏、柑橘類精油

症狀	使用方法
流行性感冒	吸入法
肌肉關節痛	按摩

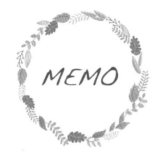

MEMO

參考資料
Reference

書　目

Ruth von Braunschweig，田佳玉 譯《植物油全書：認識 40 種植物油的功效》，商周，2010。

Jane Buckle，洪慈雅 譯《臨床芳香療法：精油在臨床上的運用》，台灣愛思唯爾，2011。

王爰懿《做自己的芳療師：120 個芳療師的小秘訣》，朵琳，2007。

Melissa Studio《精油全書：芳香療法使用小百科》，商周，2002。

易光輝《精油之化學基礎與實務應用》，華杏，2008。

顏淑言《芳香植物精油使用精典》，高竿傳播，2000。

羅伯・滴莎蘭德《芳香療法的藝術》，世茂，2001。

黃宜純《實用芳療按摩》，知音，2008。

圖片引用

1-1

http://www.oilsandplants.com/gattefosse.htm

2-2

http://en.wikipedia.org/wiki/Carl_Linnaeus

2-4

http://detail.china.alibaba.com/buyer/offerdetail/25216343.html

4-1

http://zh.wikipedia.org/wiki/File:Paracelsus.jpg

4-2

http://www.healingherbs.co.uk/1259/dr-bachs-birthday/

5-1

http://en.wikipedia.org/wiki/File:Pehr_Henrik_Ling.jpg

羅馬洋甘菊

http://www.besplatne-slike.net/biljke/cvece/bela-rada/slides/bela-rada.html

http://zh.wikipedia.org/wiki/File:Chamaemelum_nobile_001.JPG

德國洋甘菊

http://aromadeluna.blogspot.com/2010/10/perfil-del-mes-manzanilla.html

http://blogs.yahoo.co.jp/ibuki_ai/17902661.html

茉莉

http://www.dancingoaks.com/home/dok/page_609/jasminum_officinale_fiona_sunrise.html

http://davisla.wordpress.com/2011/05/09/plant-of-the-week-jasminum-officinale/

玫瑰

https://naturalbeautygarden.wordpress.com/2012/06/03/rose-aio/

丁香花苞

http://sv.wikipedia.org/wiki/Fil:Syzygium_aromaticum_on_tree.jpg

http://zh.wikipedia.org/wiki/File:Clove_trees_North_Sulawesi.JPG

橙花

http://it.wikipedia.org/wiki/File:Citrus-aurantium-20080320-3.JPG

http://www.sieuthirausach.vn/rau-sach_rau-an-toan_trai-cay-ngon_cu-ngon_qua-ngon_nam/cac-loai-thao-moc-co-tinh-nang-giam-beo-af2-639.html

http://en.wikipedia.org/wiki/File:Citrus_aurantium_chinotto2.jpg

香水樹

http://ffmada.blogspot.com/2010/09/ylang-ylang.html

http://www.hear.org/starr/images/image/?q=061224-2829&o=plants

永久花

http://perfumeshrine.blogspot.com/2012/01/perfumery-material-immortellehelichrysu.html

http://commons.wikimedia.org/wiki/File:Helichrysum_italicum_ssp_serotinum_3.jpg

薄荷

http://commons.wikimedia.org/wiki/File:Mentha_piperita_(2).JPG

http://commons.wikimedia.org/wiki/File:Starr_080117-2167_Mentha_x_piperita.jpg

綠薄荷

http://ca.wikipedia.org/wiki/Fitxer:Unidentified_mentha,_Maramures.jpg

http://commons.wikimedia.org/wiki/File:Spearmint_(Mentha_spicata),_Skaw_-_geograph.org.uk_-_1443602.jpg

絲柏

http://commons.wikimedia.org/wiki/File:Cupressus_sempervirens.JPG

http://commons.wikimedia.org/wiki/File:Starr_040828-0001_Cupressus_sempervirens.jpg

尤加利樹

http://morwellnp.pangaean.net/cgi-bin/show_species.cgi?find_this=Eucalyptus%20radiata&image_letter=&show_image=../images/full_size/Eucalyptus_radiata&show_date=1990-12-01&show_caption=Narrow-leaf%20peppermint%20flowering%20branch,%20at%20end%20of%20side%20branch%20of%20Zigzag%20Track.

http://en.wikipedia.org/wiki/File:Eucalyptus_radiata.jpg

茶樹

http://www.dpi.nsw.gov.au/biosecurity/plant/myrtle-rust/image-gallery

http://exoten.dyndns.org/cgi-bin/archiv.cgi?function=2&index=BEC55B7B5434D73F

天竺葵

http://www.hear.org/starr/images/image/?q=070906-8721&o=plants

http://www.sunlandherbs.com/about/scented-geraniums/

刺蕊草

http://commons.wikimedia.org/wiki/File:Starr_070906-8832_Pogostemon_cablin.jpg

http://en.wikipedia.org/wiki/File:Gardenology.org-IMG_8067_qsbg11mar.jpg

玫瑰草

http://floreznursery.blogspot.com/2012/01/palmarosa-grass.html

http://www.geocities.ws/ivankoelho/Plantasmedicinais.htm

檸檬草

http://en.wikipedia.org/wiki/File:Lemongrass.JPG

http://www.smartseedstore.com/cymbopogon-flexuosus.html

http://en.wikipedia.org/wiki/File:YosriNov04Pokok_Serai.JPG

苦橙葉

http://www.abundantlifeessentials.com/petitgrain%20bigarde%20essential%20oil.htm

昆日亞

http://off.oatleypark.com/?p=1717

http://provenancegrowers.blogspot.com/2011/09/tasting-tassie.html

http://www.plumerias.co.uk/kunzeas.htm

肉桂葉

http://bomennederland.wordpress.com/2010/12/28/december-28-2010/cinnamomum-zeyla-nicum-h-101228b/

http://www.vendio.com/stores/Polynesian_Produce_Stand/item/yard-garden-outdoor-living-pla/5-ceylon-cinnamon-trees-5-live/lid=24700786

松木

http://nl.wikipedia.org/wiki/Bestand:Pinus-sylvestris-cone-2.jpg

http://en.wikipedia.org/wiki/File:Pinus_sylvestris_forest_Gietrzwa%C5%82d.JPG

薑草

https://commons.wikimedia.org/wiki/File:Cymbopogon_martinii.png

檸檬香桃木

https://www.google.com.tw/search?q=lemon+myrtle&espv=2&biw=1440&bih=770&tbm=isch&source=lnt&tbs=sur:fc&sa=X&ved=0ahUKEwidre383e3QAhWDlZQKHbDODXcQpwUIEg&dpr=1#imgrc=eFXfgua0eVg5OM%3A

https://www.flickr.com/photos/tgerus/5370111950

香茅

https://upload.wikimedia.org/wikipedia/commons/2/2b/Citronella_%28Cymbopogon_nardus

%29_1.jpg

羅文莎葉

http://www.henriettesherbal.com

雪松

http://en.wikipedia.org/wiki/File:Cedrus_atlantica_20090311.jpg

http://en.wikipedia.org/wiki/File:Cedrus_atlantica.jpg

印度檀香木

http://en.wikipedia.org/wiki/File:Santalum_album_(Chandan)_in_Hyderabad,_AP_W_IMG_00

29.jpg

http://en.wikipedia.org/wiki/File:Santalum_album_(Chandan)_in_Hyderabad,_AP_W_IMG_00

23.jpg

http://en.wikipedia.org/wiki/File:Sandal.jpg

澳洲檀香木

http://www.lush.com.au/index.php?route=lush/lushopaedia&ingredient_id=30

http://essentialoilslondon.com/essential-oils-london-listing/sandalwood-australian/

葡萄柚

http://en.wikipedia.org/wiki/File:Citrus_paradisi_(Grapefruit,_pink)_white_bg.jpg

http://en.wikipedia.org/wiki/File:EnamporGrapefruit1.JPG

檸檬

http://maringatova.blogspot.com/2008/10/limonero-citrus-limonum.html

http://plantas-medicinales.servidor-alicante.com/plantas/limonero

萊姆

http://en.wikipedia.org/wiki/File:Citrus_aurantifolia_Mexican_Lime.png

http://www.virtualherbarium.org/lf/fg50.jpg

桔子

http://www.jardiland.com/vente-en-ligne/pepiniere/10211-calamondin-citrus-madurensis.html

http://palmapedia.com/index.php?topic=1478.0

甜柑橘

http://en.wikipedia.org/wiki/File:Citrus_sinensis.jpg

http://en.wikipedia.org/wiki/File:Citrus_sinensis_JPG01.jpg

紅柑

http://en.wikipedia.org/wiki/File:Starr_061223-2671_Citrus_reticulata.jpg

http://en.wikipedia.org/wiki/File:Starr_061223-2670_Citrus_reticulata.jpg

生薑

http://en.wikipedia.org/wiki/File:Starr_070730-7818_Zingiber_officinale.jpg

http://en.wikipedia.org/wiki/File:Zingiber_officinale_fresh_rhizome.JPG

http://en.wikipedia.org/wiki/File:Zingiber_officinale.JPG

巖蘭草

http://en.wikipedia.org/wiki/File:Vetiveria_zizanoides_dsc07810.jpg

http://www.ayurvediccommunity.com/Botany.asp?Botname=Vetiveria%20zizanioides

黑胡椒

http://en.wikipedia.org/wiki/File:Piper_nigrum_2.jpg

http://en.wikipedia.org/wiki/File:Piperis_nigri1.JPG

http://en.wikipedia.org/wiki/File:Piper_nigrum_001.JPG

杜松

http://en.wikipedia.org/wiki/File:Juniperus_communis_depressa_cones.jpg

http://en.wikipedia.org/wiki/File:Juniperus_communis.jpg

山雞椒

http://www.lookfordiagnosis.com/mesh_info.php?term=Litsea&lang=1

http://findmeacure.com/2011/09/23/litsea-cubeba/

乳香

http://viewitem.eim.ebay.cz/200g-Pure-Somali-Frankincense-gum-resin-Boswellia-Carteri--/280844536591/item

沒藥

http://en.wikipedia.org/wiki/File:Myrrh.JPG

http://en.wikipedia.org/wiki/File:Somali_man_Myrrh_tree.jpg

http://www.cactuspedia.info/schede/COMMIPHORA/Commiphora_myrrha/Commiphora_myrrha/Commiphora_myrrha.htm

羅勒

http://en.wikipedia.org/wiki/File:2008_03_15_-_Ocimum_basilicum_7.JPG

http://en.wikipedia.org/wiki/File:Basil-Basilico-Ocimum_basilicum-albahaca.jpg

快樂鼠尾草

http://en.wikipedia.org/wiki/File:Salvia_sclarea_B%C3%A9ziers-Jardin_m%C3%A9di%C3%A9val_08.jpg

http://en.wikipedia.org/wiki/File:Salvia_sclarea_Uppsala.jpg

馬喬蓮

http://en.wikipedia.org/wiki/File:Origanum-majorana-flowers.jpg

http://en.wikipedia.org/wiki/File:Starr_070906-8858_Origanum_majorana.jpg

迷迭香

http://en.wikipedia.org/wiki/File:Rosmarinus_officinalis_re.jpg

http://en.wikipedia.org/wiki/File:Romero1.JPG

麝香草

http://www.imagejuicy.com/images/plants/t/thymus/8/

http://aromaesencial.blogspot.com/2010/07/composicion-quimica-y-actividad.html

http://forf.allabout.co.jp/F/aromatherapy/040818/fr00421/

薰衣草

http://en.wikipedia.org/wiki/File:Lavandula_angustifolia_%27Hidcote_Blue%27.jpg

http://en.wikipedia.org/wiki/File:Lavendelfeld_in_der_Provence.jpg

香蜂草

http://en.wikipedia.org/wiki/File:Melissa_officinalis_002.JPG

http://en.wikipedia.org/wiki/File:Lemon_balm_2.JPG

茴香

http://en.wikipedia.org/wiki/File:Saunf_by_ashish2_closeup.JPG

http://en.wikipedia.org/wiki/File:Foeniculum-vulgare-habitus.jpg

http://en.wikipedia.org/wiki/File:Foeniculum_vulgare_D.jpg

肉荳蔻

http://en.wikipedia.org/wiki/File:Myris_fragr_Fr_080112-3294_ltn.jpg

http://en.wikipedia.org/wiki/File:Myris_fragr_Fr_080112-3290_ltn.jpg

http://en.wikipedia.org/wiki/File:Myris_fragr_H_080112-3303_ipb.jpg

樺木

http://www.twwiki.com/wiki/%E6%A8%BA%E6%9C%A8%E8%8A%BD%E7%B2%BE%E6%B2%B9

肉桂皮

https://www.google.com.tw/search?q=cinnamon&espv=2&biw=1440&bih=770&tbm=isch&source=lnt&tbs=sur:fmc&sa=X&ved=0ahUKEwjkwf653-3QAhWNNpQKHYiRBz8QpwUIEg&dpr=1#imgrc=2o5DJmXAPUnAIM%3A

新文京開發出版股份有限公司

NEW
WCDP

新世紀·新視野·新文京 ― 精選教科書·考試用書·專業參考書